Operative Dentistry

新・歯科衛生士教育マニュアル

保存修復

編集

片山　直　明海大学名誉教授

小松正志　東北大学名誉教授

松尾敬志　徳島大学名誉教授

クインテッセンス出版株式会社　2012

Tokyo, Berlin, Chicago, London, Paris, Barcelona, Istanbul, Milano, São Paulo, Moscow, Prague, Warsaw,
Delhi, Beijing, Bucharest, and Singapore

執筆者一覧（五十音順）

大森かをる	鶴見大学歯学部助教
尾崎和美	徳島大学歯学部教授
片山　直	明海大学名誉教授
工藤義之	岩手医科大学歯学部准教授
小松正志	東北大学名誉教授
笹崎弘己	東北大学臨床教授
柴谷貴子	関西女子短期大学名誉教授
中西　正	徳島大学歯学部准教授
堀田正人	朝日大学歯学部教授
松尾敬志	徳島大学名誉教授
桃井保子	鶴見大学名誉教授

序　文

　歯科衛生士は1948年(昭和23年)制定の歯科衛生士法に基づく厚生労働大臣免許の国家資格となっている．全国に150校以上の養成学校や歯科衛生士養成所があり，毎年7,000人以上の卒業者が出ていると聞く．そして，平成22年度より歯科衛生士教育は3年以上の課程が必須であると決定され，以前の衛生士教育よりもその質と量が要求されている．また，平成23年には歯科口腔保健の推進に関する法律が交付された．この法律は国民の日常生活における歯科疾患の予防に向けた取り組みが口腔の健康の保持に極めて有効であることに鑑み，歯科口腔保健の推進に関する施策を総合的に推進し，もって国民保健の向上に寄与することを目的としている．この中で，生涯にわたって日常生活において歯科疾患の予防に向けた取り組みを行うとともに，歯科疾患を早期に発見し，早期に治療を受けることを促進することとある．

　保存修復学は，歯の硬組織疾患の初期から取り扱う学問で，臨床系の科目としては口腔衛生学とともにいわゆる早期予防を含むいわば基礎的な臨床実践学問であることから，本法律の支える学問であるといえよう．保存修復学自体は約150年前には図書も出版され，その治療法は確立されたものである．しかし，この間の疾病の変化，人口の変動などさまざまな変化が生じてきている．また，20世紀後半からの科学技術の著しい進歩により，歯学においても多大な恩恵がもたらされ，各専門分野に新しい概念が導入され，歯科医療従事者が日々研鑽しないと，いわゆるドロップアウトを招くことにもなりかねない．いま歯科教育に求められるのは，生涯教育としての一環として基礎的な知識や技術の獲得にある．

　本書を作成するにあたり，この技術革新の時代に歯科臨床を実践されてきた多くの臨床家で，歯科教育に携わっておられる方に執筆をお願いして，現時点での最新の治療法をその手順に従い，わかりやすく解説した．新しい時代を担う歯科衛生士学生諸君が，保存修復学や他の学問を熟知し，保健，医療，社会福祉，労働衛生，教育，その他の関連施策の有機的な連携を図りつつ，その関係者の協力を得て，総合的に歯科口腔保健を推進することにより国民保健の向上に寄与することを切に望む．

　おわりに，本書を出版するにあたり，種々お世話いただいたクインテッセンス出版の小野克弘氏に感謝する．

平成24年8月

編者一同

CONTENTS

chapter 1 保存修復学概論 11
  1-1 保存修復学とは 11
  1-2 保存修復学の目的と意義 12
    1）う蝕とは 13
    2）ミニマルインターベンションとは 14
  1-3 保存修復における歯科衛生士の役割 15
  復習しよう！ 15

chapter 2 歯の硬組織欠損の種類 16
  2-1 歯の硬組織疾患の種類 16
    1）う蝕 16
    2）象牙質知覚過敏症 16
    3）くさび状欠損 17
    4）破折 17
    5）咬耗症 18
    6）摩耗症 18
    7）酸蝕（侵蝕）症 18
    8）変色・着色 19
    9）歯の発育・形成異常 19
  2-2 う蝕 20
    1）う蝕とは 20
    2）リスクファクター 20
    3）う蝕の分類（COの解説含む） 22
    4）う蝕の好発部位，好発歯（種） 24
    5）う蝕の進み方 25
      （1）エナメル質う蝕 25
      （2）象牙質う蝕 26
      （3）セメント質う蝕 28
  復習しよう！ 29

chapter 3 診断のための検査 30
  3-1 口腔検査法，検査用器具と手技 30
    1）診断の進め方 31
    2）主観的な情報の聴取法 31
    3）客観的な情報の採取法 33

3-2　口腔検査結果の診療録への記載 ……………………………… 36
　　　　1）歯式の記載法 ……………………………………………………… 36
　復習しよう！ ……………………………………………………………………… 37

chapter 4　歯の切削と修復の前準備 …………………………………… 38
　4-1　切削器具 ………………………………………………………………… 38
　　　1）手用切削器具 ……………………………………………………… 38
　　　2）回転切削器具 ……………………………………………………… 38
　　　3）レーザー …………………………………………………………… 40
　　　4）その他 ……………………………………………………………… 40
　4-2　修復の準備法 …………………………………………………………… 41
　　　1）除痛法 ……………………………………………………………… 41
　　　2）術野隔離法 ………………………………………………………… 41
　　　3）歯肉排除法 ………………………………………………………… 42
　　　4）歯間分離法 ………………………………………………………… 43
　　　5）隔壁法 ……………………………………………………………… 44
　復習しよう！ ……………………………………………………………………… 47

chapter 5　歯髄の保護法 ……………………………………………………… 48
　5-1　覆髄 ……………………………………………………………………… 49
　　　1）直接覆髄 …………………………………………………………… 49
　　　2）間接覆髄 …………………………………………………………… 52
　　　3）暫間的間接覆髄法（IPC法） ……………………………………… 53
　5-2　裏層 ……………………………………………………………………… 56
　5-3　その他 …………………………………………………………………… 57
　　　1）仮封 ………………………………………………………………… 57
　復習しよう！ ……………………………………………………………………… 59

chapter 6　窩洞と修復方法，予後 …………………………………………… 60
　6-1　窩洞 ……………………………………………………………………… 60
　　　1）窩洞の定義 ………………………………………………………… 60
　　　2）窩洞の分類 ………………………………………………………… 60
　　　3）窩洞各部の名称 …………………………………………………… 62
　　　4）窩洞の形態に関する一般原則 …………………………………… 63
　　　　（1）窩洞の外形 …………………………………………………… 63
　　　　（2）保持形態 ……………………………………………………… 65

　　　　（3）抵抗形態 ………………………………………………… 65
　　　　（4）便宜形態 ………………………………………………… 66
　　　　（5）窩縁形態 ………………………………………………… 66
　　　　（6）窩洞の清掃 ……………………………………………… 67
　　6-2　修復方法の種類 …………………………………………………… 67
　　　1）成形修復 ………………………………………………………… 67
　　　2）インレー修復 …………………………………………………… 69
　　　3）その他 …………………………………………………………… 69
　　　　（1）ホワイトニング ………………………………………… 69
　　　　（2）知覚過敏 ………………………………………………… 69
　　6-3　修復処置後の不快症状 …………………………………………… 70
　　　1）二次う蝕 ………………………………………………………… 70
　　　2）修復物の破折 …………………………………………………… 71
　　　3）修復物の脱落 …………………………………………………… 71
　　　4）辺縁の不適合 …………………………………………………… 71
　　　5）修復物の摩耗・粗造化 ………………………………………… 71
　　　6）色調不良 ………………………………………………………… 72
　　　7）知覚過敏，歯髄炎 ……………………………………………… 72
　　　8）食片圧入 ………………………………………………………… 72
　　　9）歯周病 …………………………………………………………… 73
　　　10）ガルバニー疼痛 ……………………………………………… 73
　　　11）味覚異常 ……………………………………………………… 73
　　6-4　修復処置後のメインテナンス …………………………………… 73
　　　1）リコール ………………………………………………………… 73
復習しよう！ ……………………………………………………………………… 75

chapter 7　成形修復 ……………………………………………………………… 76

　　7-1　グラスアイオノマーセメント修復 ……………………………… 76
　　　1）グラスアイオノマーセメントの特徴 ………………………… 76
　　　2）グラスアイオノマーセメントの分類 ………………………… 76
　　　3）グラスアイオノマーセメント修復の適応症と禁忌症 ……… 78
　　　4）グラスアイオノマーセメント修復の臨床術式と補助 ……… 79
　　7-2　コンポジットレジン修復 ………………………………………… 82
　　　1）コンポジットレジンの特徴 …………………………………… 82
　　　2）コンポジットレジン構成 ……………………………………… 82
　　　3）コンポジットレジンの製品形態と充填方法 ………………… 84

4）コンポジットレジン修復の適応症と禁忌症 …………………………… 85
　　　5）歯質との接着について …………………………………………………… 86
　　　6）コンポジットレジン修復の臨床術式と補助 …………………………… 88
　　　ミニ解説：アマルガム修復 ……………………………………………………… 94
　復習しよう！ ………………………………………………………………………… 95

chapter 8 インレー修復 …………………………………………………………… 96

8-1 インレー修復とは ……………………………………………………………… 96
　　　1）インレーの意義 …………………………………………………………… 96
　　　2）各種修復法の概要 ………………………………………………………… 96
8-2 メタルインレー修復 ………………………………………………………… 97
　　　1）メタルインレーの特徴 …………………………………………………… 97
　　　2）メタルインレー修復の適応症と禁忌症 ………………………………… 97
　　　3）メタルインレー修復の臨床術式と補助（印象含む） ………………… 98
　　　4）メタルインレーの製作法 ………………………………………………… 109
8-3 セラミックインレー（ポーセレンインレー）修復 ……………………… 113
　　　1）セラミックインレーの特徴 ……………………………………………… 113
　　　2）セラミックインレーの適応症と禁忌症 ………………………………… 114
　　　3）セラミックインレー修復の臨床術式と補助（印象含む） …………… 114
　　　4）セラミックインレーの製作法 …………………………………………… 117
8-4 コンポジットレジンインレー修復 ………………………………………… 119
　　　1）コンポジットレジンインレーの特徴 …………………………………… 119
　　　2）コンポジットレジンインレーの適応症と禁忌症 ……………………… 119
　　　3）コンポジットレジンインレー修復の臨床術式と補助（印象含む） … 119
　　　4）コンポジットレジンインレーの製作法 ………………………………… 120
　復習しよう！ ………………………………………………………………………… 123

chapter 9 ラミネートベニア修復 ……………………………………………… 124

9-1 ラミネートベニア修復 ……………………………………………………… 124
　　　1）ラミネートベニア修復の特徴 …………………………………………… 124
　　　2）ラミネートベニア修復の種類 …………………………………………… 124
　　　3）ラミネートベニア修復の適応症と禁忌症 ……………………………… 125
　　　4）ラミネートベニア修復の臨床術式と補助 ……………………………… 127
　復習しよう！ ………………………………………………………………………… 129

chapter 10 合着と仕上げ研磨 ... 130
10-1 合着・接着材(剤) ... 130
1）リン酸亜鉛セメント ... 130
2）ポリカルボキシレートセメント ... 132
3）グラスアイオノマーセメント（グラスポリアルケノエートセメント） ... 133
4）レジン添加型グラスアイオノマーセメント ... 134
5）接着性レジンセメント ... 134
10-2 修復物の合着方法 ... 136
1）手順と注意 ... 136
2）後片付け ... 138
10-3 仕上げ研磨 ... 138
1）仕上げと研磨の意義と目的 ... 138
2）仕上げ(finishing)用器具 ... 139
3）研磨(polishing)用器具 ... 140
復習しよう！ ... 145

chapter 11 歯の漂白法 とポリッシング ... 146
11-1 歯の漂白法 ... 146
1）歯の漂白法の特徴 ... 146
2）歯の漂白法の種類 ... 146
3）歯の漂白法の適応症と禁忌症 ... 147
4）歯の漂白法の臨床術式と補助 ... 148
5）漂白中の知覚過敏症状 ... 154
6）漂白後のメインテナンス ... 154
11-2 漂白処置とポリッシング ... 155
1）漂白前のポリッシング ... 155
2）漂白後のポリッシング ... 156
復習しよう！ ... 157

索引 ... 158

＜執筆分担＞
chapter 1 …… 松尾敬志
chapter 2 …… 尾崎和美
chapter 3 …… 松尾敬志
chapter 4 …… 片山　直
chapter 5 …… 中西　正
chapter 6 …… 小松正志
chapter 7 …… 工藤義之
chapter 8 …… 笹崎弘己
chapter 9 …… 堀田正人
chapter 10 …… 柴谷貴子
chapter 11 …… 大森かをる／桃井保子

chapter 1　保存修復学概論

学習目標
- □歯科保存学を説明できる．
- □歯を保存する意義と重要性を説明できる．
- □保存修復学の目的を説明できる．
- □ミニマルインターベンション(MI)を説明できる．
- □保存修復における歯科衛生士の役割を説明できる．

1-1　保存修復学とは

「歯科保存学」は：
①病的な状態の歯と歯周組織に対し診断や治療そして進行予防を行い，
②歯を抜くことなく，保存することによって口腔機能を回復・維持すること

を目的とした学問である．保存修復学はその歯科保存学の一分野であり，そのほかには歯内療法学，歯周治療学がある（図1-1）．

歯科保存学（Conservative Dentistry）
- ・保存修復学（Operative Dentistry または Restorative Dentistry）
- ・歯内療法学（Endodontics または Endodontology）
- ・歯周治療学（Periodontics）

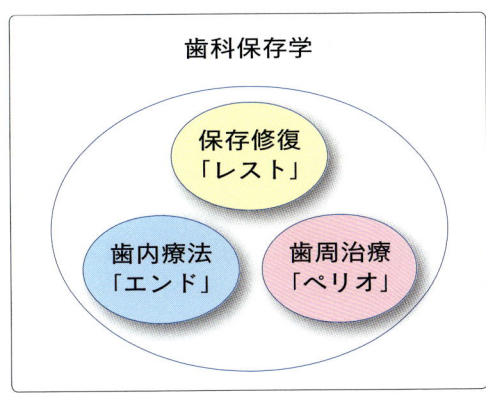

図1-1　レスト，エンド，ペリオ

なお，近年，医学歯学教育を，臓器別あるいは疾患別に体系づける方向にある．このため，歯科の二大疾患であるう蝕と歯周病を対象とした，う蝕学(Cariology)と歯周病学(Periodontology)という概念も導入されている．

「保存修復学」は：
①う蝕をはじめとした歯の硬組織疾患や形態異常を診断・治療し，
②これによって失われた歯の形態，機能，審美性を回復すること

を目的とした歯科医学の根幹をなす学問である．保存修復学をただ単に欠損歯質の修復マニュアルとしてとらえるのではなく，解剖学，病理学，細菌学，生化学，そして歯科理工学など，多岐にわたる基礎学科目に立脚する臨床学科であると認識することが重要である．

1-2　保存修復学の目的と意義

(1) 歯の解剖学的，機能的形態を修復することで，顎口腔の機能を回復させる：

　歯は，顎口腔の機能である咀嚼と発音に重要な働きをしている．咀嚼は消化を助け，顎の発達にも関与している．歯の硬組織に生じた病変を外科的に除去し，生じた部分的な欠損を審美性に配慮しながら修復する．こうして，歯の解剖学的形態や機能的形態を修復することで，咀嚼・発音・機能の回復を図る．

(2) う蝕を診断，治療することにより，その進行を制止し，再発を予防する．またこのことにより歯髄を保護する：

　う蝕を放置すると周囲の歯質に拡大・進行し，最終的に歯髄の炎症そして感染を引き起こす．感染歯質を除去し，そこを修復することでう蝕の進行を制止し，再発しないよう口腔細菌の活動抑制を行い予防することができる．加えて，修復を行うことで，外部からの刺激を減少させ，歯髄を保護する．

　象牙質は歯髄の象牙芽細胞から造られ，象牙芽細胞突起は象牙質に深く伸びて象牙質の知覚や栄養供給に深く関わっている．これらのことより，歯髄と象牙質は**象牙質・歯髄複合体**(dentin/pulp complex)という一つのユニットと考えられている．したがって，象牙質を傷つけることは歯髄を傷つけているのと同じである．事実，窩洞形成時には歯髄に炎症が起こることが知られ，切削による象牙芽細胞突起への傷害と象牙細管の開口がその原因と考えられている．歯の寿命を守るため，できる限り象牙質そして歯髄を残すことが保存修復学の基本である．

(3) 歯周疾患を制止し，再発を予防する：

　歯に硬組織の欠損があると，咬合や隣接面関係に異常を生じ，咀嚼時の食物の流れに変化を及ぼすことがある．この結果，食物残渣が歯間部に挟まったり歯肉に圧入されたりして，歯周組織に傷害を及ぼすことがある．咬合面や隣接面の形態を修復することにより，これらの不具合を解消して歯周病の進行抑制・予防を図る．

象牙質・歯髄複合体
象牙質と歯髄は発生学的に歯乳頭由来で同じであり，また，象牙質への侵襲は歯髄に痛みとして伝わること，歯髄により第二象牙質，第三象牙質(修復象牙質)が形成されることから機能的にも相同な組織と考えられる．これらのことより象牙質・歯髄複合体という一つのユニットとしてとらえられている．

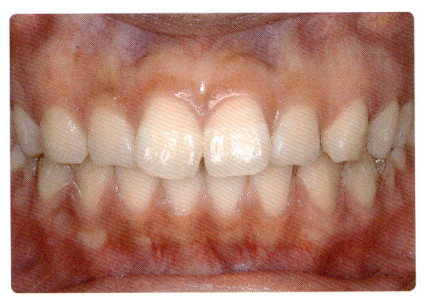

図1-2　健康な歯 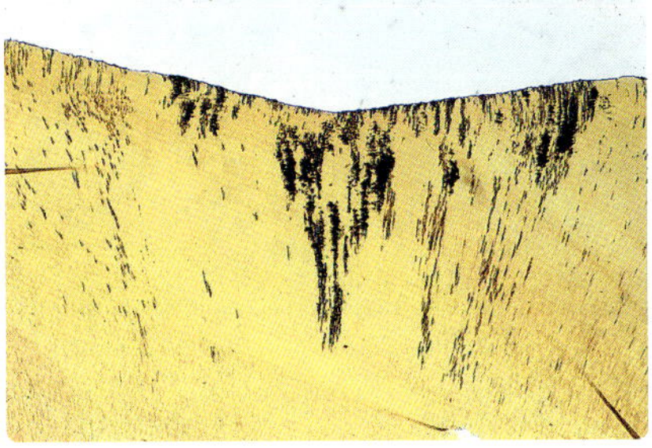　　　　　　　図1-3　象牙質う蝕の組織像

（4）歯の審美性を改善し，QOL向上に貢献する：

　コミュニケーションが重要視される現代社会においては，「よく噛める」，「よく話せる」，に加え，「美しい口元で笑える」ことは，円滑な社会生活を営むうえで大変重要な要素である．したがって，保存修復は，歯の硬組織の疾患を治療することに加え，歯の審美性の回復をも目的としなくてはならない．"白くて美しい歯"は，患者のQOLの向上，心身の健康増進に寄与する（図1-2）．

1）う蝕とは

　図1-3は象牙質う蝕の組織像である．象牙細管内に細菌の侵入がみられ，う蝕が細菌感染によるものであることが理解できる．「う蝕は細菌感染症」という概念で考えると，これらの侵入細菌を除去する，すなわち，疾患の抑制が本来のう蝕治療である．すなわち感染歯質を外科的に切除して侵入細菌を排除することがう蝕治療である．一方，保存修復とは何であろうか？感染歯質の外科的処置により，感染症としてのう蝕は治癒するが，その結果，歯質の実質欠損が起きる．歯質は基本的に再生・修復しないので，歯の固有の形態や機能を回復させるためには，人為的に修復する必要がある．これが保存修復で，修復に適した形態に歯を削ることを窩洞形成という．したがって，窩洞形成は，基本的に「感染症としてのう蝕」の治療の概念とは異なる（図1-4）．

QOL
Quality of Lifeの略語．人の生命（life）の質，すなわち人間らしさや自分らしさという，人生の内容を表わす概念であるが，医療では疾病や治療によって影響を受ける生活（life）の質を意味することが多い．たとえば，う蝕治療による摂食機能の回復や審美性回復は「QOLの向上」と表現される．

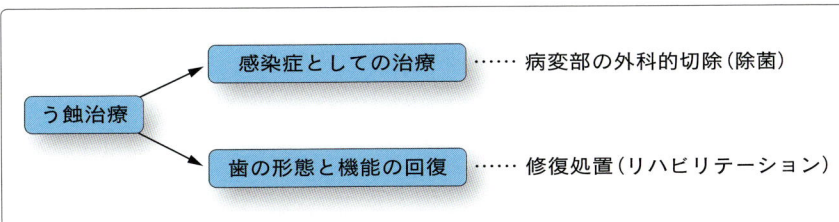

図1-4　う蝕治療

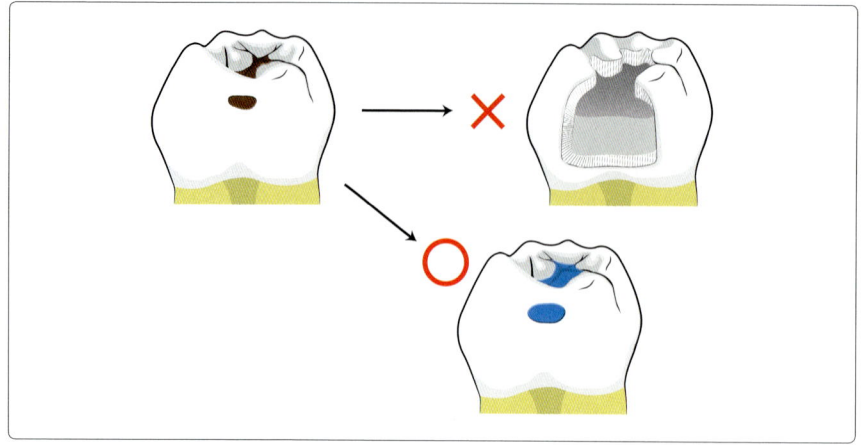

図1-5　MIと予防拡大・保持形態
従来，歯質は予防拡大や保持形態，抵抗形態のため多く削除されていた(図上)．MIでは健全歯質をできるだけ保存するため，これらを付与しない(図下)．

2）ミニマルインターベンション(Minimal Intervention: MI)とは

インターベンションは生体への侵襲という意味で，ミニマルインターベンションは「最小限の侵襲による治療」と訳されている．従来，歯科ではインレーなどの修復物が脱落したり損傷したりしないことが重要視されていたため，**保持形態**や**抵抗形態**の付与，二次う蝕防止のための予防拡大(図1-5)が行われ，健全な歯質が犠牲になることも多かった．高齢化社会を迎えた現在，過剰な歯質の切削が歯の寿命を著しく縮めることが指摘され，可能な限り歯質を保存するう蝕治療，MIのFDI statement(図1-6)が提唱されている．

MIが可能になったのは，コンポジットレジン接着システムの発展に負うところが大きい．修復物が歯質に接着することにより，保持形態の付与や予防拡大の必要性が著しく低くなったからである．また，口腔衛生の向上もMIに大きく寄与している．ブラッシング技術の向上やフッ素入り歯

保持形態／抵抗形態
⇒ p.65参照

☐ **口腔内細菌叢の改善**：プラークを除去し，糖分摂取を制限する．
☐ **患者教育**：患者にう蝕の成り立ち，および予防法を説明する．
☐ **再石灰化療法**：う窩形成前のエナメル質や象牙質う蝕は，再石灰化療法を行い経過観察する．
☐ **最小の侵襲**：切削はう蝕進行が停止できない，あるいは機能的，審美的要求がある場合に限る．
☐ **欠陥のある修復物の補修**：修復物全体を再修復するのではなく，補修に留めることも選択肢とする．

図1-6　FDI policy statement: Minimal intervention in the management of dental caries, 2002(特定非営利法人 日本歯科保存学会ガイドラインより)

磨剤により，二次う蝕の予防のみならず歯の再石灰化やう蝕進行抑制が期待され，MIを支えている．

1-3　保存修復における歯科衛生士の役割

　保存修復治療における歯科衛生士の役割として診療補助が挙げられるが，さらに主体的な役割を果たすことが期待される．上記のようにう蝕治療は病変部の除去と修復が中心となるが，感染症であるう蝕は基本的に口腔内の環境が変わらなければ再発する可能性が高い．すなわち，口腔衛生指導が確立していなければ，う蝕治療自体が成り立たない．高齢化社会を迎えた現在，唾液分泌の減少などによる根面う蝕の多発が問題となっており，生活指導を含めた歯科衛生士の果たす役割は大きい．

　歯科衛生士は患者とのコミュニケーションを取る時間が歯科医師より長く，患者との信頼関係を構築して行くことも重要な役割である．また，患者からの質問や要望を患者の視点で歯科医師に伝えたりすることで，歯科医療の質を高めることも期待される．

復習しよう！

1　歯科衛生士の業務はどれか．
- a　局所麻酔
- b　う蝕診断
- c　窩洞形成
- d　フッ化物歯面塗布

2　ミニマルインターベンション（MI）に適した修復法はどれか．
- a　水硬性セメント
- b　ラミネートベニア
- c　コンポジットレジン
- d　ポーセレンインレー

＜解答＞
1：d
2：c

chapter 2 歯の硬組織欠損の種類

学習目標
- □ 歯の硬組織疾患の種類を説明できる．
- □ 咬耗症，摩耗症および酸蝕（侵蝕）症を説明できる．
- □ う蝕の病因と病態，進行を説明できる．
- □ う蝕を分類し，その特徴を説明できる．
- □ CO の病態と治療法を説明できる．

2-1 歯の硬組織疾患の種類

1）う蝕

歯の硬組織に生じる疾患のうちもっとも発症頻度の高い疾患であり，歯周病とともに歯科の二大疾患といわれている．保存修復の対象歯の多くはう蝕である．次節で詳しく説明する．

2）象牙質知覚過敏症

種々の原因により象牙質が露出し，歯髄の知覚が亢進しているときに，刺激や擦過によって一過性の疼痛を生じる状態を象牙質知覚過敏症という．象牙質が露出する原因として，①摩耗症，咬耗症，侵蝕症（真性），②歯肉退縮による歯頸部の露出（真性），③エナメルアブフラクション（真性）（図 2-1），③窩洞形成（仮性）などがある．症状を惹起する誘引としては，①冷水，②歯ブラシの使用，③甘味食品などである．臨床的には，①探針を用いた擦過による刺激（擦過痛），②冷水などによる刺激（冷水痛），③冷気（エアシリンジ）による刺激（冷気痛）によって一過性の鋭敏な疼痛を起こすようであれば本疾患を疑う．歯髄炎による疼痛とは区別される．象牙質知覚過敏症の機序として，さまざまな説が提唱されているが，現在は動水力学説（図 2-2）が受け入れられている．

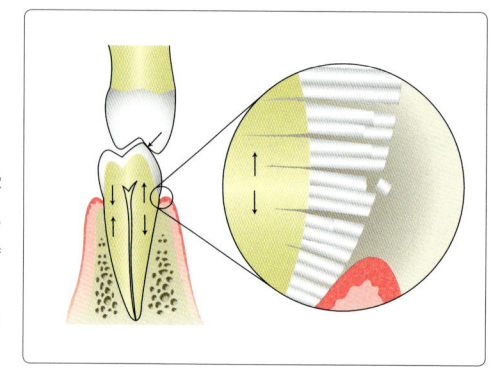

図 2-1　アブフラクション（Lee WC et al., 1984, J Prosthet Dent 52 より引用）．咬合力が加わった部位に対応する特定の歯頸部表層に引張り応力が生じ，薄いエナメル質の小柱構造が徐々に崩落していく（拡大図）．

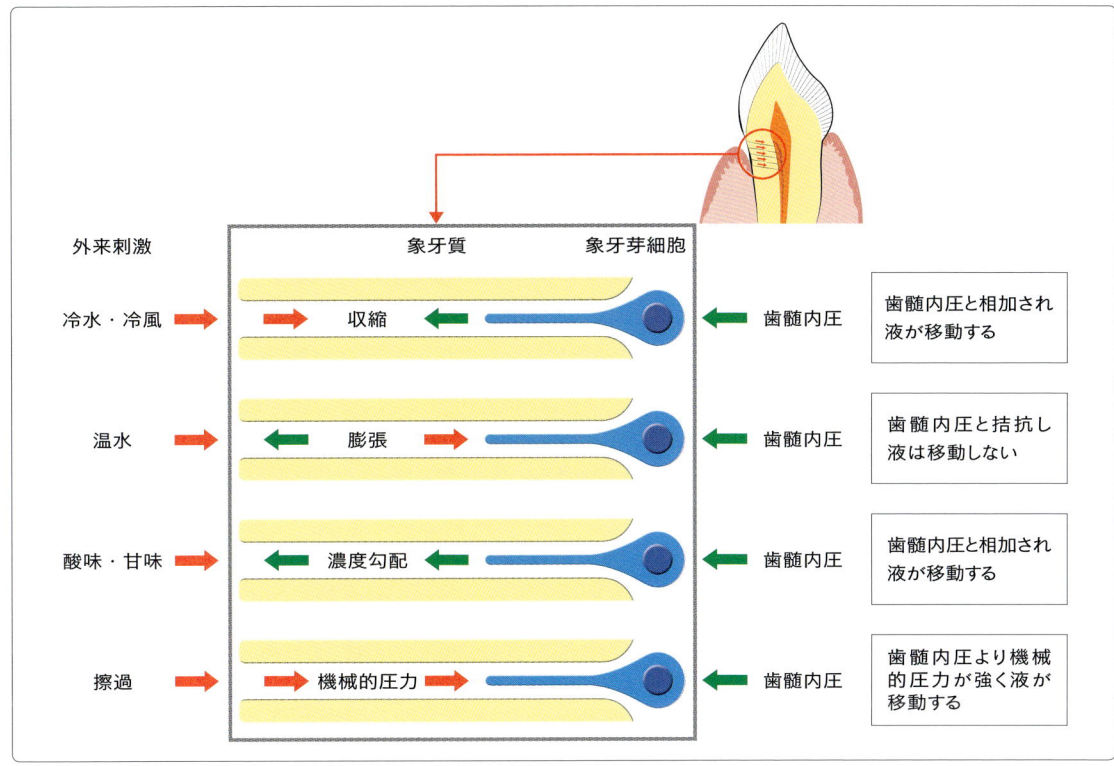

図2-2　動水力学説
温水による刺激では細管内液の移動がなく，疼痛が生じないことに留意．

3）くさび状欠損

　歯頸部に生じるくさび形の実質欠損をくさび状欠損（Wedge shaped defect, WSD）と呼ぶ（図2-3）．う蝕に次いで多い歯の硬組織疾患である．唇（頬）側歯頸部に多くみられるが，大臼歯の舌・口蓋側にみられることもある．元来，くさび状欠損は歯頸部における歯ブラシの不正使用，たとえば強いブラッシング圧で横磨きなどによってエナメル質が損耗したものと考えられてきたが，最近では咬合力が深く関与しており，エナメルアブフラクションによって生じることが示唆されている（図2-1）．これら2つの病因が相互に作用しながらくさび状欠損が生じると考えられる．特徴として，①多数歯にわたり発生することが多い，②女性より男性，また下顎よりも上顎で発生頻度が高い，③利き腕の反対側の小臼歯や犬歯の頬側に多く発生する，④象牙質知覚過敏症を併発することが多い，などがある．

4）破折

　交通事故，スポーツ，転倒，暴力など咬合力以外の外力や咀嚼中に硬い異物を不意に噛むことが原因で歯の破折を起こす．症状として，破折が象牙質に達すると誘発痛を生じることがあり，歯髄へ達すると疼痛を引き起こす．一般に，破折は有髄歯より無髄歯のほうが起こりやすい．

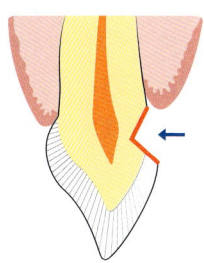
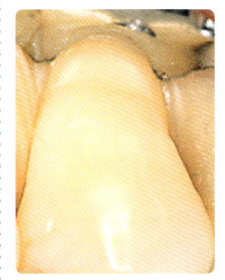

図2-3　くさび状欠損

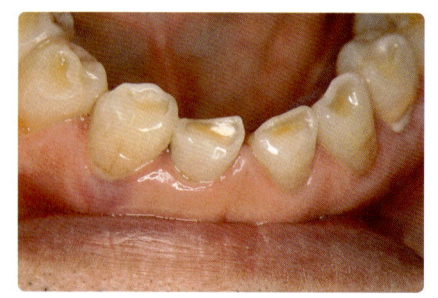

図2-4 咬耗症
下顎前歯に象牙質が露出した著明な咬耗が認められる.

5）咬耗症

　歯と歯あるいは食物と歯が繰り返し接触することにより接触部のエナメル質および象牙質に実質欠損が生じる．この病的な損耗を咬耗という（図2-4）．歯の咬耗は長期間かかって起こるもので，きわめて強い咬合やブラキシズム，食物や嗜好品の硬さ，歯の石灰化の程度などの因子，および対合歯の修復物の性状（硬さ）によって影響される．とくに病的な咬合を持たない場合でも加齢に伴う経年変化として咬耗が進み，臼歯咬合面や前歯切縁あるいは犬歯尖頭に生じることがある．また，咬合時の歯の動揺によって隣接面にもみられ，隣接面接触点が面状になり食片圧入の原因となる．一般に若年者より高齢者のほうが，また女性より男性のほうが咬耗の程度が高度である．咬耗面は滑沢で，欠損がエナメル質にとどまっている場合は平坦で白色を帯びている．象牙質が露出するとエナメル質より軟かいため象牙質部分が陥没してくる．多くの場合，疼痛などの自覚症状はないが，まれに象牙質知覚過敏症を起こすことがある．

6）摩耗症

　咬合機能以外の機械的外力によって，歯の表面が摩滅する表在性の病的損耗を摩耗という．研磨性の強い歯磨剤を用いた過度の歯ブラシ使用やパイプの常用などによる習慣性摩耗と，ガラス職人，大工，靴工，美容師や管楽器奏者など業務内容に必須の道具を特定の歯・歯列により保持することによって生じる職業性摩耗とがある．また，義歯のクラスプや床縁によって摩耗が生じることもある．職業性摩耗では，患者の職業によるが主に上下顎前歯部に好発する．

7）酸蝕（侵蝕）症

　化学的物質，とくに酸による歯の硬組織の表在性の**脱灰**をいう．酸による脱灰であるが，う蝕のように明らかに細菌が関与したものとは区別される．酸蝕症の原因の一つとして職業的なものがあり，金属の精錬やメッキ工場など塩酸，硝酸などの強い無機酸類を取り扱う従事者に発症する．今日では産業歯科の指導と産業公害規制が厳密に行われるようになったの

脱灰
⇒ p. 21参照

で，かつての産業性の酸蝕症はまれになっている．一方，現代の社会状況や食習慣の変化に伴って新たな酸蝕症が出現している．炭酸飲料，ワイン，柑橘類あるいはクエン酸を含むサプリメントなど，酸を多く含む飲食物によるものである．その他，若年女性に多い拒食症（神経性無食欲症）患者の習慣的嘔吐による酸蝕症がある．食物とともに口腔内に吐逆された胃酸に歯質が暴露され，主に唇側歯質が侵蝕される*．

＊以上の咬耗症，摩耗症および酸蝕（侵蝕）症は，近年，歯の損耗という観点から"Tooth Wear"という概念で包括され論議されるようになり，その分類，診断方法および治療に関する研究が進みつつある．

8）変色・着色

歯の表面や歯質中に種々の色素が沈着することにより，黄色，褐色，灰色，赤色などに着色されることがある．変色とは，着色や加齢に伴う歯質の物理化学的変化や異物の透過反映などによって起こる歯の色調の変化をいう．歯の着色は，歯の表面の着色と，歯質内の着色によって生じるものとに大別できる．

（1）歯の表面の着色

歯面の着色は食品，嗜好品，金属あるいは口腔内細菌由来の色素などによる外因性の着色である．食品由来の着色として，コーヒー，紅茶，緑茶など飲料品の色素成分や食品着色剤によるものがあり，嗜好品由来の着色として，たばこのタールによるものがある．また，金属由来の着色としてはアマルガム修復物からの成分（スズ，亜鉛）の溶出やフッ化ジアンミン銀による黒色の着色がある．

（2）歯質内の着色

歯質の着色はエナメル質や象牙質の形成中あるいは形成後に色素が沈着して起こる．これは色素の由来により外因性と内因性に分類される．

①外因性のもの
- テトラサイクリン変色歯

永久歯歯冠が形成される胎生 6 か月から 8 歳頃までの間に多量に服用したテトラサイクリン系抗生物質が形成中の象牙質に沈着することによって，黄色から暗紫色までさまざまな程度で変色する．多数歯にわたり左右対称的に出現する（⇒ p.125 の図 9-2 参照）．

②内因性のもの
- 全身疾患によるもの：先天性ポルフィリン尿症，胎児性赤芽球症など．
- 歯髄の変性や失活によるもの：外傷や感染による歯髄出血や歯髄壊死．
- 加齢によるもの：加齢に伴うエナメル質の菲薄化や修復象牙質の添加によって歯が黄色味を増す場合がある．

9）歯の発育・形成異常

（1）先天的な歯の形成異常

①歯の大きさの異常：巨大歯，矮小歯
②異常結節：切歯結節，犬歯結節，カラベリー結節，臼旁結節，臼後結節

③エナメル滴(エナメル真珠)
　④歯内歯
　⑤異常歯根：癒着歯，癒合歯，双生歯，過剰根，台状根，湾曲歯根，樋状(Ｃ型)根管
（２）後天的な歯の形成異常
　①象牙(質)粒
　②加齢による歯髄腔の狭窄
　③外来刺激による歯髄腔の狭窄
　④歯の形成不全
　　・全身的原因による形成不全：斑状歯，ハッチンソン歯，フルニエ歯
　　・局所的原因による形成不全：ターナー歯

2-2　う蝕

　う蝕は，歯の硬組織に生じる疾患のうちもっとも発症頻度の高い疾患であり，歯周病とともに歯科の二大疾患といわれている．近年，う蝕は細菌感染症(**バイオフィルム感染症**)と生活習慣病の要素を併せ持つ多因子性疾患ととらえられている．

1）う蝕とは

　う蝕は細菌の感染が原因で，その細菌が産生する酸によって歯質が崩壊する疾患である．すなわち，歯の表面に形成されたプラーク(歯垢)中の**う蝕原性細菌**が食渣中の糖質(とくにスクロース)を代謝・分解して産生する**有機酸**によって，プラーク直下の歯質が**脱灰**されることで発症する．

2）リスクファクター

　う蝕の発症を左右する危険因子(リスクファクター)を把握し，それに基づいた治療法を選択することが必要であり，また継続的なう蝕予防や術後の管理のためにも，う蝕のリスクを改善することは重要である．以下に，う蝕のリスクに関連する因子を列挙する．
（１）年齢
　歯の萌出後間もない時期は，エナメル質の成熟が十分でなく脱灰されやすい．したがって幼児期から思春期は，成人に比べて高リスクであるが，歯冠部う蝕は基本的に乳幼児から老人までのあらゆる年齢層に発症しうる．一方，歯根部のセメント質や象牙質はエナメル質に比べて**臨界pH**が高く，う蝕に罹患しやすいため，歯周病などによって歯肉が退縮し，口腔内に歯根面が露出しやすい高齢者において多発する傾向にある．
（２）全身的な健康状態
　慢性疾患や全身の衰弱で自己管理能力が低下することで，う蝕に罹患しやすくなる．

バイオフィルム感染症
プラーク(歯垢)は歯面のペリクル上に付着した有機物を指し，その有機物の大半は細菌菌体とその代謝産物である多糖体である．歯面の清掃不良のためにプラークが成熟し細菌代謝産物である多糖体が異常に増加した状態をバイオフィルムという場合が多い．1999年にJ.W.Costertonによってバイオフィルム感染症としてのう蝕，歯周病の概念が提唱された．

う蝕原性細菌
う蝕原性を示す細菌は単独でなく，う蝕の発生には多くの口腔常在菌が関わる．その中でも，主たる原因菌であるミュータンスレンサ球菌(Mutans Streptococci)の２菌種(ミュータンス菌[Streptococcus mutans]とソブリヌス菌[Streptococcus sobrinus])は，①Pac(protein antigen c)を介した歯面への初期付着能，②GTF(glucosyl transferase)によるスクロースを基質とする不溶性グルカン(Water-Insoluble Glucan：WIG)の合成能，③有機酸の産生とプラーク中での貯留，の３つの性質を持っていることが大きな特徴である．

有機酸
産生される酸としては，乳酸を主体として酢酸，プロピオン酸，ギ酸の４種が代表的である．

（3）唾液

唾液の分泌量や成分はう蝕の発生と大きく関わっている．**服用薬の副作用**や頭頸部放射線治療に伴う唾液腺障害などによる唾液分泌量の減少は，唾液の働きとしての自浄作用，酸の中和あるいは歯の表面の再石灰化能を低下させ，う蝕リスクを高める．また唾液分泌量が低下しなくても，口呼吸があると唾液の自浄作用が低下し，う蝕が発生しやすくなる．

（4）食習慣

糖質，とくにスクロースの摂取頻度や時間，あるいは口腔から除去されるまでの時間とう蝕の発生との間には関連性がある．頻度や時間が増せばプラークのpHを低下させる時間が延長し，結果としてう蝕リスクは高くなる（図2-5）．また飲食物の組成や歯面への停滞性（硬さや粘着性）も，プラークのpHを低下させる時間を左右する因子として重要である．総じて飲食の回数や糖濃度の高い食品の摂取が多い場合や，不規則な食習慣の患者は高リスクとなる．

（5）口腔清掃

歯質の脱灰を起こす酸を産生する細菌で構成されるプラークや，酸産生の基質となる食渣を除去することは極めて重要である．一般に，口腔清掃状態が悪いとう蝕のリスクは高い．

（6）歯の形態・歯列不正・各種装置

自浄作用の及びにくい歯の形態あるいは歯列不正のために口腔清掃時にブラシが届きにくくなっている箇所にはプラークや食渣が停滞しやすく，う蝕が好発する．叢生，捻転，傾斜などの歯列不正はもとより，矯正治療でブラケットやワイヤーが装着されている口腔環境においても，う蝕リスクは高くなる．また保隙装置や義歯を装着している場合は，クラスプが接する箇所に自浄作用が及びにくくなり，う蝕が発生しやすくなる．

（7）フッ化物の使用状況

フッ素イオンは歯質の耐酸性の向上とともに，う蝕の進行を遅らせるため，フッ化物をどのように使用しているかを把握することは重要である．

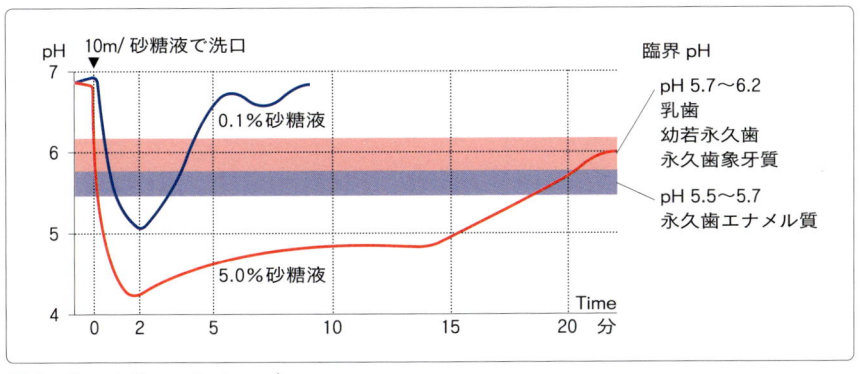

図2-5　ステファンカーブ
10％ブドウ糖液で洗口した場合の歯面プラークのpHの時間的推移（文献1より引用改変）

脱灰
歯質の無機質（カルシウムおよびリン）が溶出する現象．

臨界pH
歯質の脱灰を生じさせるpHのこと．成熟永久歯エナメル質の臨界pHは約5.5とされている．幼若永久歯や乳歯あるいは永久歯の象牙質やセメント質はpH5.7〜6.7の範囲とされており，いずれも成熟永久歯エナメル質のそれより中性側に傾いており，脱灰されやすい．

服用薬の副作用
副作用として唾液の分泌量を低下させる薬剤には，降圧剤，抗うつ剤，抗ヒスタミン剤，抗炎症薬，鎮痛薬，利尿剤など多くのものがある．全身疾患の把握と同時に服用中の薬剤も確認しておくことが必要である．

自浄作用
⇒p.24参照

（8）社会生活
　う蝕の発生は患者の社会生活状況に影響される．たとえば兄弟に高いう蝕罹患が認められる，歯科疾患に関する知識が乏しい，歯科医院に定期的に通院していない，仕事場で自由に間食が摂れる環境がある，歯科に対する要求度が低い，進学，転職，退職などの生活パターンの変化はう蝕リスクを高める要因となる場合がある．
（9）多数の修復物・補綴物の存在
　二次う蝕のリスクが高くなる．

3）う蝕の分類（COの解説含む）

　う蝕は解剖学的，病理組織学的，あるいは臨床的な特徴によって，以下に示すようないくつかの分類法がある．
（1）罹患歯による分類
　　乳歯う蝕，永久歯う蝕
（2）罹患歯質による分類
　　エナメル質う蝕，象牙質う蝕，セメント質う蝕
（3）発生部位による分類
　・小窩裂溝う蝕，平滑面う蝕
　・咬合面う蝕，隣接面う蝕
　・歯冠［部］う蝕，歯頸部う蝕，歯根部う蝕（根面う蝕），歯肉縁下う蝕
（4）進行形態による分類（図2-6）
　・穿下性（下掘れ）う蝕：エナメル-象牙境で病変が側方に大きく拡大したう蝕．慢性う蝕に認められる．
　・穿通性う蝕：う蝕が急速に進行した結果，まっすぐ歯髄方向に深部まで波及したう蝕．急性う蝕に認められる．
　・環状（輪状）う蝕：う蝕病巣が歯冠歯頸部全周に連続して生じるう蝕・乳前歯部にみられることが多い．

> 二次う蝕
> ⇒次ページ参照

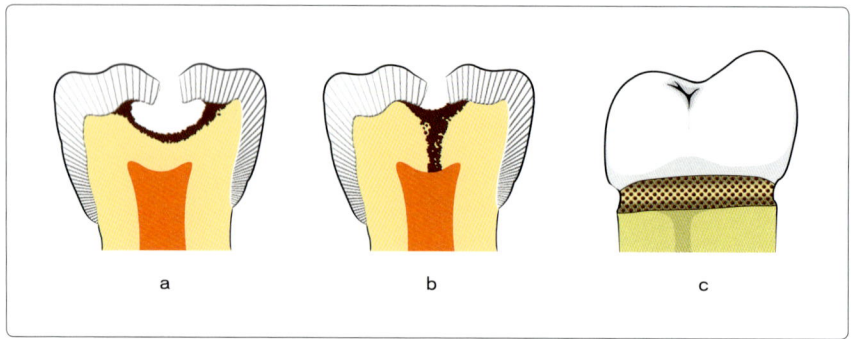

図2-6　進行形態によるう蝕の分類
a：穿下性（下掘れ）う蝕．b：穿通性う蝕．c：環状（輪状）う蝕．

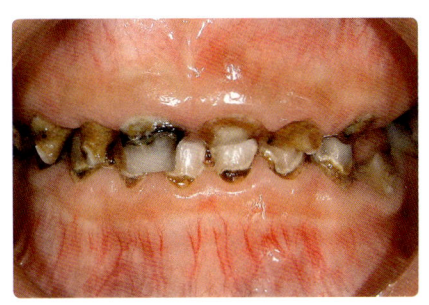

図2-7 暴発性(汎発性)う蝕[ランパントカリエス](徳島大学病院障碍者歯科・郡由紀子先生より提供)

※暴発性(汎発性)う蝕[ランパントカリエス]：急性う蝕の一種であり，多数歯に同時にう蝕が発症する．低年齢児にみられることがある(図2-7)．

(5) 進行速度による分類
- 急性う蝕：一般に若年者に多く，穿孔性で進行が速い．象牙質の軟化が細菌の侵入部よりはるかに先行している．軟化象牙質の着色は比較的少ない．
- 慢性う蝕：比較的壮年者に多く，う蝕の進行は遅い．軟化象牙質は一般に黒褐色に着色している．

(6) 発症過程による分類
- 一次う蝕(原発性う蝕，初発う蝕)：未処置の歯面に初発したう蝕．
- (辺縁性)二次う蝕：一次う蝕の修復処置後，修復物の辺縁破折や窩縁エナメル質の破折などによって修復物の辺縁に新たに発生したう蝕．
- 再発性う蝕：う蝕治療時に窩壁にう蝕の取り残しが存在し，それが再発したものであり，二次う蝕とは区別し，再発性う蝕と呼ぶ．再発性う蝕は，一次う蝕に分類される場合もある．臨床では(辺縁性)二次う蝕と再発性う蝕の区別が困難な症例も多い(図2-8)．

(7) 活動性による分類
- 活動期う蝕：う窩は軟化しており，明るい褐色ないし黄色を呈している．食物残渣やプラークが停滞していることが多い．
- 休止期(停止性)う蝕：食物残渣やプラークが堆積しない状態が続くと，う窩は硬さを増し暗褐色でいくぶん光沢感を呈するようになり，う蝕の進行が極めて緩徐か停止する．

(8) 臨床的進行程度による分類(図2-9)
- う蝕症第1度(C_1)：エナメル質に限局するう蝕．
- う蝕症第2度(C_2)：象牙質までう蝕が進行しているが，う蝕病巣と歯髄との間に健全な象牙質が存在するう蝕．
- う蝕症第3度(C_3)：歯髄腔に達した深在性のう蝕．
- う蝕症第4度(C_4)：歯冠が著しく崩壊し，残根状態を呈するう蝕．

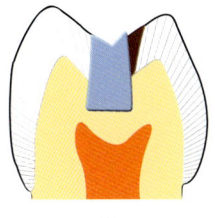

a

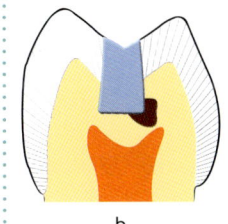

b

図2-8 (辺縁性)二次う蝕と再発性う蝕
a：(辺縁性)二次う蝕
b：再発性う蝕

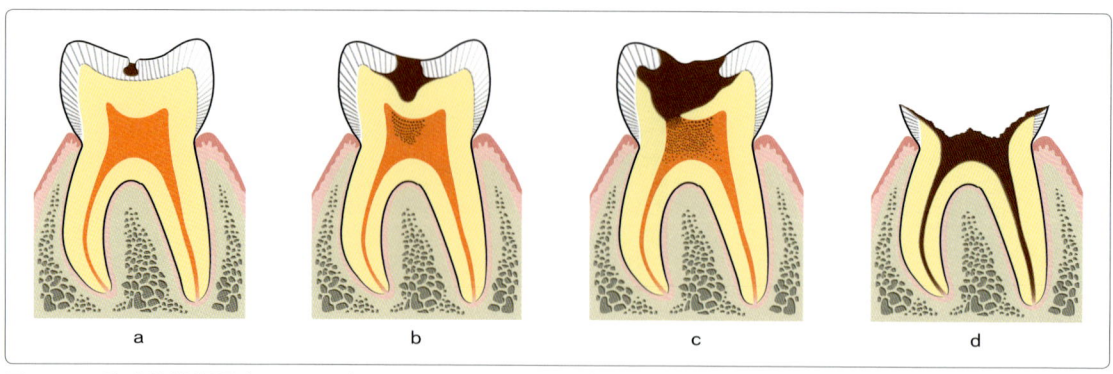

図2-9 臨床的進行程度による分類
a：う蝕症第1度(C_1). b：う蝕症第2度(C_2). c：う蝕症第3度(C_3). d：う蝕症第4度(C_4).

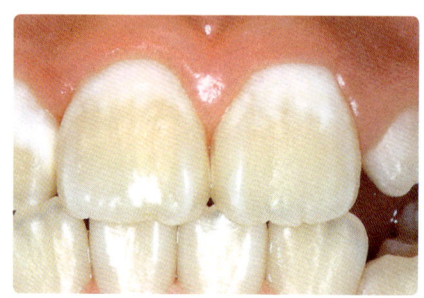

図2-10 要観察歯(CO)：歯頸部の白濁部

＜COについて＞
　小窩裂溝において着色(褐色窩溝)や粘性(sticky感)，また平滑面においては白濁や褐色斑を認めるが，エナメル質の軟化(soft感)や実質欠損を確認できず，歯科健診などにおいて，検査者が初期う蝕と健全歯とも判定できず，初期病変を疑わせるものを要観察歯(Questionable caries for Observation)とし，略記号としてCO(シーオー)を用いる(図2-10)．口腔内環境が整っている場合は，修復処置は行わない．また口腔内環境を改善することによって，進行を停止することが可能である．探針など鋭利な器具による外力で容易に表面の**再石灰化**層を破壊してしまう危険性があるため，健診時にこのような部分を鋭利な器具で外力を与えて破壊してしまわないよう注意を要する．

再石灰化
⇒次ページ参照

4）う蝕の好発部位，好発歯(種)
（1）好発部位
　①自浄作用および不潔域
　　自浄作用とは，唾液による洗浄効果や食物咀嚼時の機械的摩擦，あるいは舌や頰，唇の運動などによって，自然のうちに歯の表面が清掃されることをいう．自浄作用によりプラークや食渣が除去されにくい箇所やブラッ

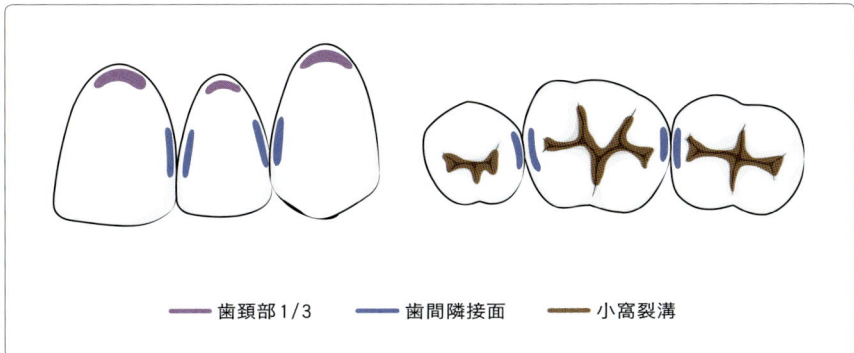

図2-11 う蝕の好発部位

シングによっても清掃されにくい箇所を不潔域と呼び，おおむねう蝕の好発部位に相当する．

②好発部位

三大好発部位：小窩裂溝，隣接面の接触点付近，歯頸部（歯冠の唇頬舌側面の歯頸側1/3）（図2-11）

ほかに，上顎最後方歯の頬側面と遠心面，歯肉退縮により露出した根面，義歯床やクラスプの接触部付近，あるいはエナメル質発育不全による欠損部にもう蝕が発生しやすい．

（2）好発歯（種）

好発歯（種）は，第一大臼歯がもっとも高率で，上顎よりも下顎のほうが多い．以下に，う蝕罹患率の高い順に示す．

下顎第一大臼歯＞上顎第一大臼歯＞上下顎第二大臼歯＞上顎小臼歯＞上顎中切歯＞上顎側切歯＞下顎小臼歯＞下顎前歯・上顎犬歯

5）う蝕の進み方

（1）エナメル質う蝕

①初期エナメル質う蝕（初期う蝕，表層下脱灰病変）

初期エナメル質う蝕では，表層にわずかな脱灰がみられる程度で，実質の崩壊はない．咀嚼などの機械的圧力や器具などによる外力で表層エナメル質が崩壊すると，う窩が形成される．

初期う蝕においては，必ずしも脱灰が一方的に進行するのではなく，その表面で脱灰と再石灰化という相反する現象が同時期に繰り返されていると考えられ，このバランスがう蝕の発症を左右する（図2-12a, b）．

②病変の広がり

エナメル質う蝕は，エナメル小柱の走行に沿って深部へ拡大し，エナメル質う蝕円錐と呼ばれる特徴的な広がりをみせる（図2-13）．

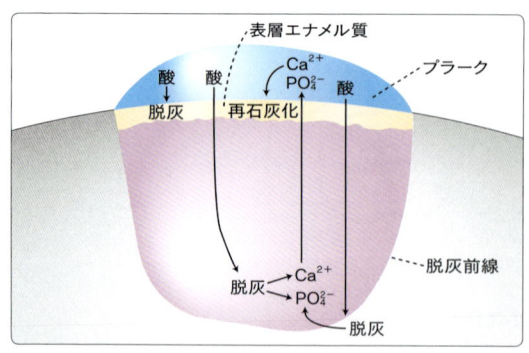

図2-12a 初期エナメル質う蝕（井上正義ほか編：保存修復臨床ヒント集，2004より引用）

エナメル質の表面では脱灰と再石灰化という相反する現象が同時期に繰り返されている．再石灰化とは，脱灰によって溶出した無機質，あるいは唾液などに含まれる無機質が脱灰部位に再沈着する現象のことである．

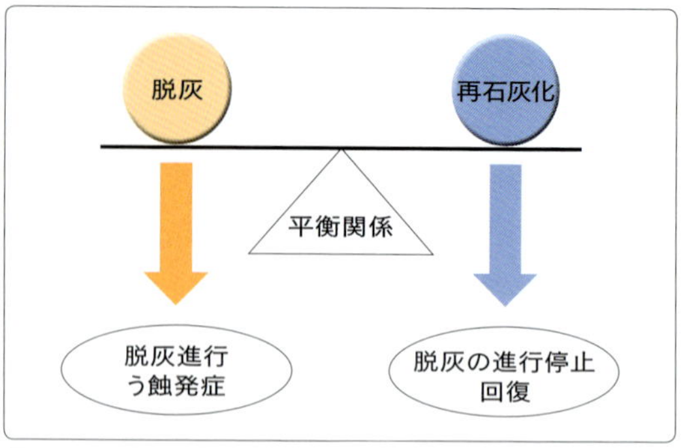

図2-12b 脱灰と再石灰化のバランス（林　善彦，飯島洋一 著／田上順次ほか 監修：第三版 保存修復学21．永末書店，京都，2006より引用改変）

脱灰と再石灰化が平衡関係にあり，酸の産生と消費のバランスがとれている場合，臨床的には健全状態が維持され，脱灰病変の進行が停止する．

図2-13 う蝕円錐
エナメル質う蝕円錐：小窩裂溝部ではエナメル象牙境を底面とした，また隣接面などの平滑面ではエナメル-象牙境を頂点とした円錐形に拡大する．
象牙質う蝕円錐：エナメル質う蝕の発症部位にかかわらず，底面をエナメル-象牙境に，頂点を歯髄側に向けた円錐形に拡大する．

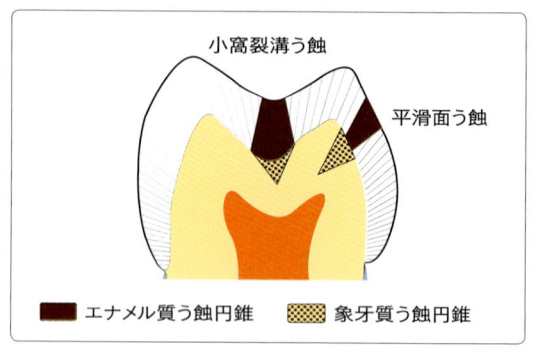

（2）象牙質う蝕

①細菌の侵入路

エナメル質う蝕がエナメル-象牙境に達すると，深部への進行とともにエナメル-象牙境に沿って側方にも拡大する．象牙質のう蝕病変は象牙細管を介して深部に進行するため，病巣は底面をエナメル-象牙境に頂点を歯髄側に向けた円錐形を作る傾向がある．これを象牙質う蝕円錐という（図2-13）．象牙質う蝕では象牙細管内に細菌が侵入し，細管は細菌で充満されるようになり細管は漏斗状に拡大あるいは念珠状に腫大する（図2-14）．

②う蝕による構造変化

象牙質のう蝕病巣では，う蝕原性菌がプラーク内で産生した酸や酵素により，無機質の脱灰と有機質の分解が起こる．エナメル質と比較して，象牙質は石灰化度が低く有機質が多いため，脱灰されてもう窩内に有機質が残存する．この残存した有機質を軟化象牙質と呼び，淡黄色〜褐色〜黒褐色など，う蝕進行の速度や侵入細菌の種類と関連して種々の程度の着色を伴う．

chapter 2 歯の硬組織欠損の種類

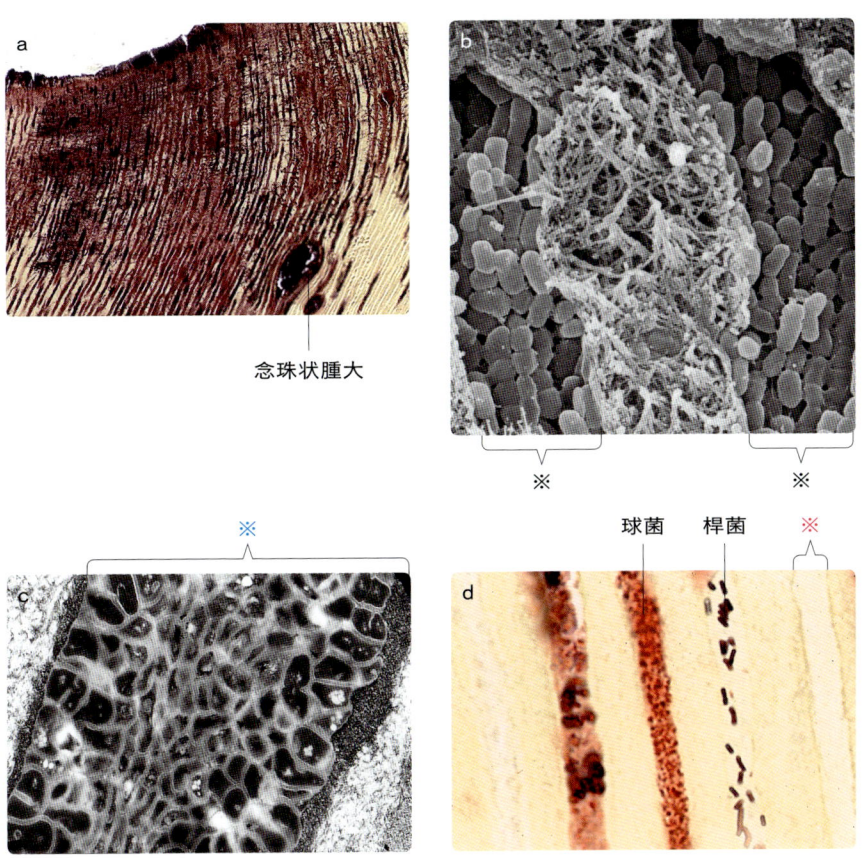

図 2-14 象牙質う蝕(前田伸子,中川洋一監修:細菌のこと知ってください―治癒をめざして―第1版,永末書店,京都,2006より引用)
a:念珠状腫大が認められる.
b:象牙質う蝕表層の拡張した象牙細管(※)に存在する細菌.
c:細菌が侵入した象牙細管の断面像(※).細管中央部の細菌は菌本来の形態を失い,細胞壁の断裂や細胞質の漏出がみられる.
d:象牙質う蝕深部の象牙細管に存在する細菌.細管は象牙細管ごとに侵入しており,1本の細管には1種類の細菌しか侵入していないように見える.細菌密集度も細管ごとに異なっており,また同じ深さでもまったく細菌がみられない細管もある(※).

　象牙質う蝕が比較的慢性の経過をたどった場合に,象牙質う蝕円錐は病理組織学的に6層に分けられる(Furrerの分類)(図2-15).これらの層分けは各層がはっきり区別できるものではなく,急性う蝕では層が明瞭でないことが多い.総山らによれば,う蝕象牙質には2層あり,外側の第1層は細菌に感染した部分で,再石灰化し得ない死んだ層であり,内側の第2層は,ある程度脱灰軟化しているが,感染の及んでいない再石灰化し得る生きた層であるという(図2-15).う窩に1%アシッドレッド・プロピレングリコール溶液(**う蝕検知液**と呼ばれる)を塗布して水洗すると,第1層は赤染するが,第2層や正常象牙質は染まりにくいか,染まらないので感染象牙質除去の指標となる.

う蝕検知液
⇒ p. 53, 98参照

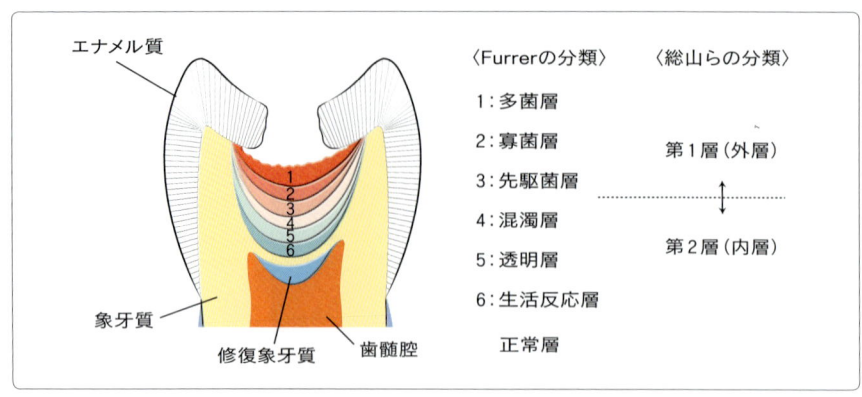

図2-15 象牙質う蝕の諸層

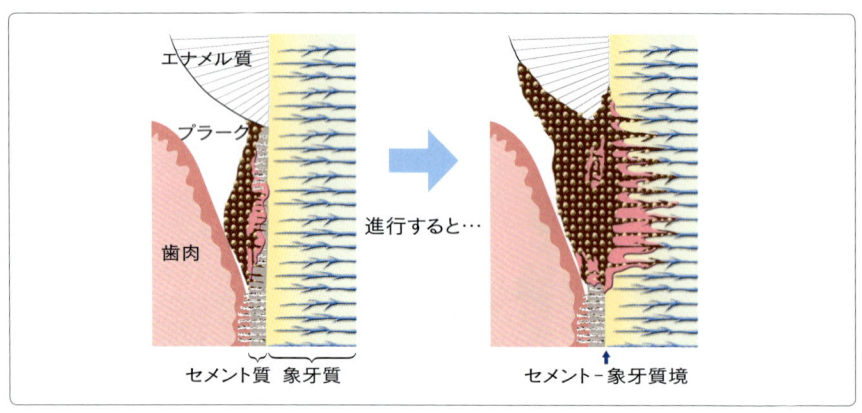

図2-16 セメント質う蝕(今里 聡,尾崎和美 編著:やさしい説明,上手な治療[4]根面う蝕,永末書店,京都,2004より引用)

③象牙質における生体防御反応

う蝕による象牙細管経由の刺激は歯髄へと伝わり,防御反応として修復象牙質(第三象牙質,補綴象牙質)の添加が生じる.ただし,急性う蝕では修復象牙質はほとんど形成されない.う蝕が象牙質に波及すると,歯痛としての感覚が生じる.

(3)セメント質う蝕

加齢や慢性歯周炎による歯肉退縮で露出した根面は多くの場合セメント質で被覆されている.その上にプラークが長く付着していると,セメント質の脱灰と有機質の溶解が始まり,細菌の侵入と組織破壊が起こりセメント質う蝕が発生する(図2-16).臨床的には根面う蝕あるいは歯根部う蝕とも呼ばれ,淡黄色〜黒褐色〜黒色を呈する(図2-17).セメント質う蝕では,う蝕円錐の明瞭な形成は認められず,セメント質と象牙質が一様に脱灰されて皿状の形状を示すことが多く,側方へ拡大していく傾向が強い.そのため,歯頸部を取り巻く形の環状のう蝕が発生することもある.

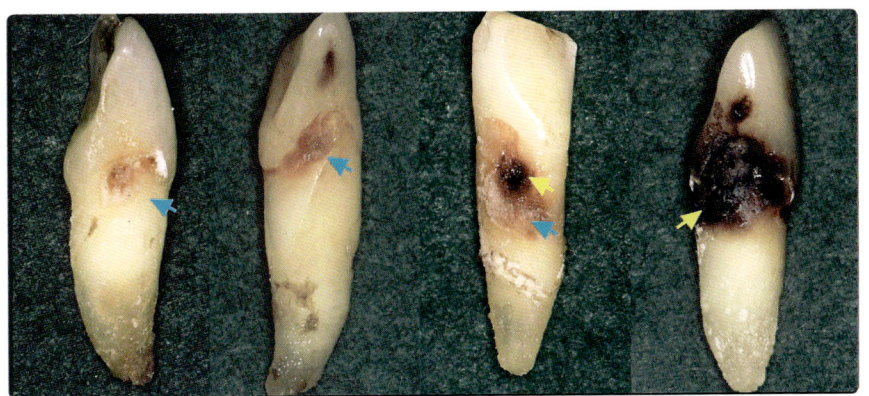

図2-17　セメント質う蝕
活動期の根面う蝕（水色矢印）は，着色が薄く表面は軟化している．休止期（停止期）の根面う蝕（黄色矢印）は，黒褐色〜黒色に着色しており，表面は硬く，いくぶん光沢感を呈する．

参考文献
1) Stephan RM. Changes in hydrogen-ion concentration tooth surfaces and in carious lesions. JADA 1940, 27：718-723.

復習しよう！

1　う蝕で正しいのはどれか．2つ選べ（'08改）．
a　エナメル質う蝕の初期症状は歯質の白濁である．
b　エナメル質う蝕は脱灰と再石灰化を繰り返す．
c　エナメル象牙境にう蝕が達すると自発痛が起こる．
d　う蝕が歯髄腔に達すると第二象牙質が形成される．

2　急性う蝕の特徴はどれか（'04改）．
a　高齢者に多くみられる．
b　黒褐色に着色している．
c　軟化象牙質の量が多い．
d　根面う蝕に多くみられる．

3　歯頸部が好発部位となるのはどれか．2つ選べ（'09）．
a　う蝕症
b　摩耗症
c　酸蝕症
d　エナメル質形成不全

＜解答＞
1：a, b
2：c
3：a, b

chapter 3 　診断のための検査

学習目標
- □検査・診断と治療法の関係を説明できる．
- □歯の硬組織疾患と歯髄疾患の検査法を説明できる．
- □歯の硬組織疾患と歯髄疾患の検査に必要な器具を用意できる．
- □口腔検査結果を記載できる．

3-1　口腔検査法，検査用器具と手技

　歯科衛生士が，う蝕などの疾患を直接診断したり治療方針を立てたりすることはないが，初診患者の医療面接や口腔衛生状態のアセスメントなど活躍する場面も多い．診断の概念やその進め方，検査の方法や結果の解釈などを理解しておくことは，診療補助のみならず，患者とのコミュニケーションや**ラポール**形成に重要である．

　診断のための検査をするにあたり，なぜ診断・検査するかを理解する必要がある．診断（Diagnosis）とは病気の存在を知り，その状態がどのようであるかを判定することである．検査・診断・治療は図3-1に示す関係となっている．すなわち，正しい治療（病気が治る治療）は適切な治療方針がなければ望めず，適切な治療方針は正確な診断に基づいて立てられる．そして，正確な診断は確実な検査の結果が不可欠である．逆にいえば，検査が適切に行われなければ病気は治らないことになる．

　検査（診察）で得られる情報には2つの種類，すなわち主観的な情報（自覚症状）と客観的な情報（他覚症状）がある（図3-2）．主観的な情報とは患者さんが訴える症状（symptom）で主訴や現病歴などがある．また，客観的な情報（sign, finding）とは他人（歯科医など）によって認識される所見で，視診やエックス線検査などがあり，打診など検査によって誘発されるものも

> **ラポール**
> （rapport：フランス語）
> ラポールとは，臨床心理学の用語で，セラピストとクライエントとの間の心的状態を表わす．具体的には相手を受け止め，相手との間に信頼感を創り出し，こころの回路をつなぐことを意味し，医療では患者と医療従事者の信頼関係を指す．

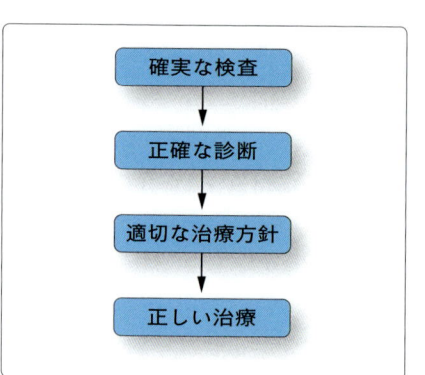

図3-1　検査・診断・治療の関係

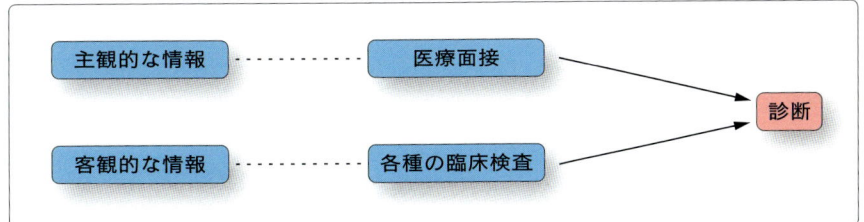

図3-2 主観的な情報と客観的な情報(他覚症状)

含む．そして，主観的な情報は医療面接より，客観的な情報は各種の臨床検査(下記に記載)より得る．

1) 診断の進め方

診断に際しては，まず主観的な情報を得ること，すなわち医療面接から始める．具体的には主訴を聞くことから始め，次に現病歴，そして患者の健康状態の背景(バックグラウンド)を得るため一般既往歴や家族歴の聴取へと進める．これらを注意深く聴くことにより，仮の病名を想定する．そして仮の病名(複数の場合もある)が正しいかどうか，あるいは他の疾患と鑑別するため，各種の臨床検査を行い客観的な情報を得ながら，診断を確定していく(図3-3)．

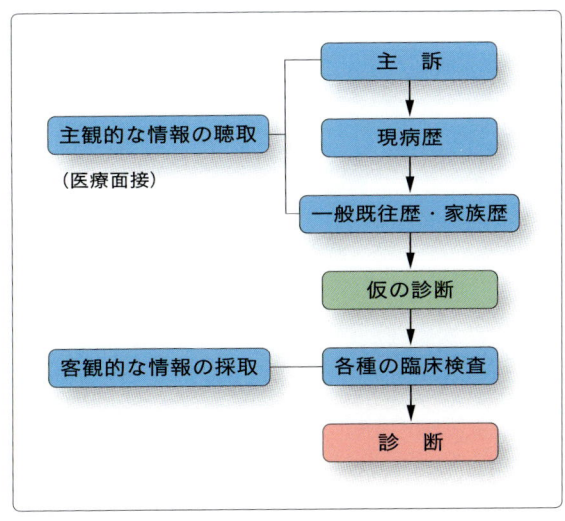

図3-3 検査・診断の流れの図

2) 主観的な情報の聴取法

(1) 医療面接

医療面接は，従来は問診と呼ばれ，診断や治療方針の決定のための情報(主観的な情報)を得ることを目的としているが，以下に示す目的もある．医師と患者が対等な関係でコミュニケーションすることが求められる．

- 医師と患者の人間関係・信頼関係を良好なものにする(ラポール形成).
- 患者から必要な情報を聴き出す.
- 患者に対して説明や教育を行う.

なお,医療面接においては,言語によるメッセージだけでなく,非言語によるメッセージにも気を配ることが大切である.非言語によるメッセージは,服装,身だしなみ,座る位置・距離,目線,アイコンタクトの比率,顔の表情,態度,身振り,手振り,スキンシップ,声の調子などで表現され,良好な医師 - 患者関係を築くには言語メッセージと非言語メッセージが一致することが望ましい.したがって,白衣が汚れていたり髪や爪が不潔であったりしないことは当然であるが,医療従事者として常識的な服装や身だしなみで臨むことが大切である.

(2) 医療面接の手順

医療面接はおおよそ次の順序で行う(図3-4).

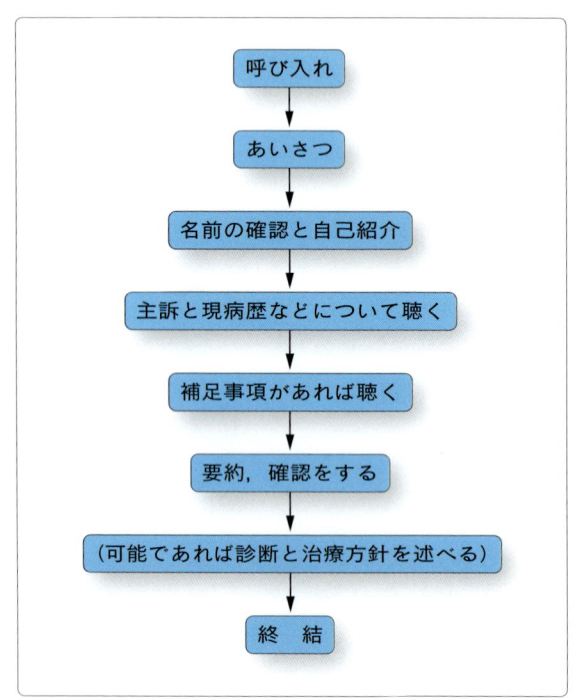

図3-4 医療面接の手順

(3) 医療面接の実際

①主訴を聴く

「今日はどうされましたか?」

など来院の動機になったもっとも苦痛・不快とすることを聴く.患者のもっとも問題にしているのは何かを注意深く聴くことは,診断や治療方針の決定に重要であるだけでなく,治療の過誤や不信の予防ともなる.

②現病歴を聴く
「症状や経過など，もう少し詳しく話してください」
など，主訴について発現時からの経過をたどって，鑑別診断をするのに必要な情報を的確に聴き出す．経過，部位，性状，持続，症状の強さ，出現するとき，影響する因子，随伴症状などに分けるとまとめやすい．具体的には以下のとおりである．
＜経過や症状＞
「痛みだしたのはいつごろからですか？」(経過)
「どの辺が痛むのですか？」(部位)
「どのような痛みですか？」(性状)
「どういうときに痛みますか？」，「今の痛みの程度は？」(程度)
＜他院の受診および服薬状況＞
「今回の痛みでどこかのお医者さんで診てもらいましたか？」
「何か飲んでいる薬はありますか？」
③既往歴
「これまでに入院や手術をするような大きい病気をされたことはありますか？」
「ケガなどで血が止まらなかったことがありますか？」
「これまでに歯科治療時の麻酔注射で，気分が悪くなったことがありますか？」
などの既往を聴く．高齢化に伴い有病者が歯科を訪れることも多く，偶発的な医療事故を未然に防ぐ意味でも既往歴の聴取は重要性を増している．また，B型肝炎ウイルスやC型肝炎ウイルス，ヒト免疫不全ウイルス(HIV)の感染をコントロールするうえでも全身的な既往歴の聴取は重要である．
④その他
＜家族歴＞
「血のつながった方で手術や大きい病気をされた方はいますか？」
「お父さん，お母さんはお元気ですか？」
＜患者背景＞
仕事，家族，普段の生活，嗜好など食欲，食生活，体重変化，睡眠，排便など．

3）客観的な情報の採取法
(1) 現症のとり方
客観的な検査として，まず現症の検査を行う．現症とは患者の現在の状態のことで，全身的な検査から始まり，口腔外の検査，口腔内の検査へと進めていく（図3-5, 6）．

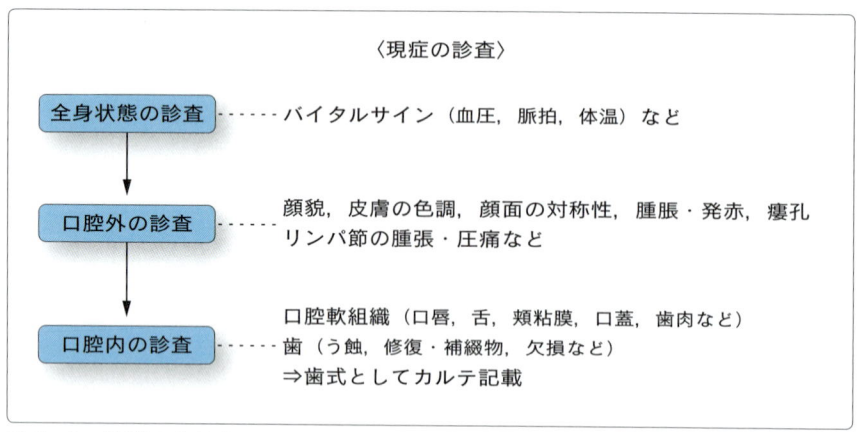

図3-5 現症のとり方

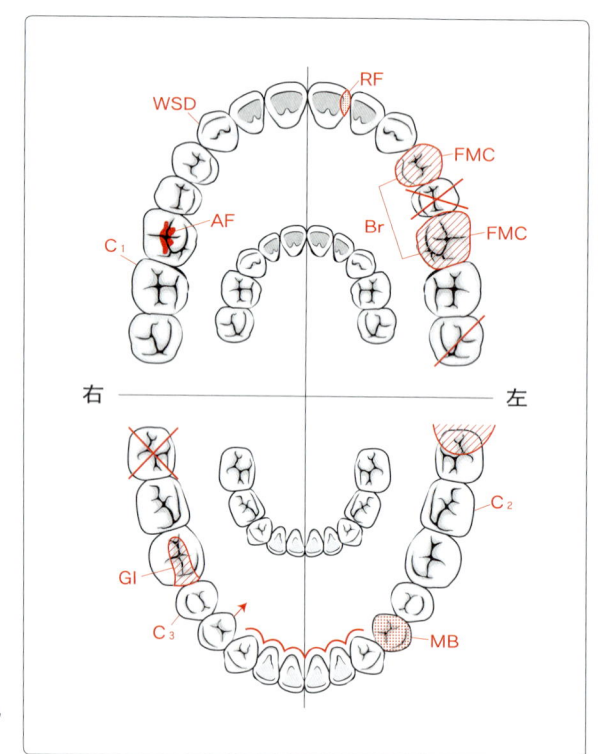

図3-6 口腔内検査の記載例

WSD：くさび状欠損
RF：レジン充填
AF：アマルガム充填
Br：ブリッジ
FMC：全部金属冠
GI：金インレー
MB：メタルボンド
C_1：う蝕症第1度
C_2：う蝕症第2度
C_3：う蝕症第3度
／：未萌出歯
×：喪失歯
Ⓦ：半埋伏歯
↑：転位歯
～：歯石

(2) 検査の各論
①視診

　視診は直視またはデンタルミラーを使用して行う（図3-7）．最初に行う検査であり，確定診断へ向けての方向性，すなわちどのように診断を進めて行くかを決める重要な検査である．視診に際しては，明るい照明や視野の乾燥などできるだけ良好な状態で行う．

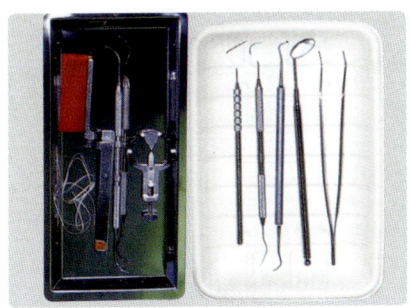
図3-7　検査の基本セット

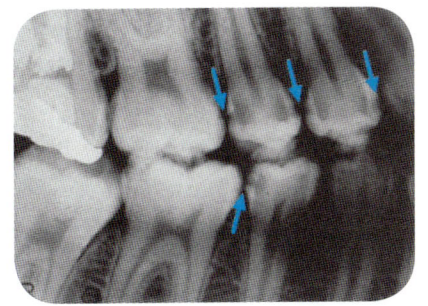
図3-8　咬翼法の写真(矢印:隣接面う蝕)

②触診

触診は指先で触れたり，軽く押したりした感じで形態や硬さを調べる検査法であるが，探針を使用して行うのも触診の一種で，修復物の適合度や軟化象牙質の検査，**象牙質知覚過敏症**の検査など，保存修復の領域では良く行われる．

③打診

デンタルミラーやピンセットの柄の先で歯冠部を適度な力で叩き，健常歯との相違を調べる検査で，根尖性歯周炎を診断する有力な検査法である．

④エックス線検査

エックス線検査は，視診などでは得られない情報を得ることができる．う蝕(とくに隣接面)，修復物，歯髄腔の形態などを見る(図3-8)．

⑤温度診

歯髄の状態や生死の判定に用いる．冷刺激と温刺激があり，冷刺激には氷やエチルクロライドなどのエアロゾルで凍らせたスポンジを，温刺激には熱したストッピングを用いる．

⑥歯髄電気診(Electric pulp test:EPT)

歯髄の生死を判定する検査で，歯に電極を当て，痛みの誘発の有無で歯髄の生死を判定する．

⑦インピーダンス測定検査

う蝕の進行程度や露髄の有無を判定する検査で，う窩と歯髄の間の電気抵抗値を測定することにより，判定する．

⑧う蝕検知液によるう蝕診断

う蝕治療を行う場合，どこまで歯質を除去するかがキーポイントとなる．感染歯質すなわち細菌の侵入しているところを除去すればよいが，実際には細菌は見えないため，歯質の硬さや色調，そしてう蝕検知液の染色性によって判定している．

う蝕検知液には1％アシッドレッド・プロピレングリコール液がよく用いられる．細菌が侵入している象牙質はこの検知液で赤染するため，染まらなくなるまで象牙質を削除する．

象牙質知覚過敏症
⇒ p.16参照

う蝕検知液
⇒ p.53，98参照

⑨レーザー蛍光法によるう蝕検査
　半導体レーザーを用いた機器(DIAGNOdent)でう蝕の有無や進み具合を検査する．被検歯レーザー光を照射し，その蛍光スペクトルを検出して数値により判定する．
⑩その他の検査
　透過光によるう蝕の検査(**透照診**)，咬合の検査，切削による検査など．

透照診
⇒ p.148参照

3-2　口腔検査結果の診療録への記載
1）歯式の記載法(図3-10)
　① Zsigmondy Palmer システム
　② Two-digit システム
　③ ADA システム

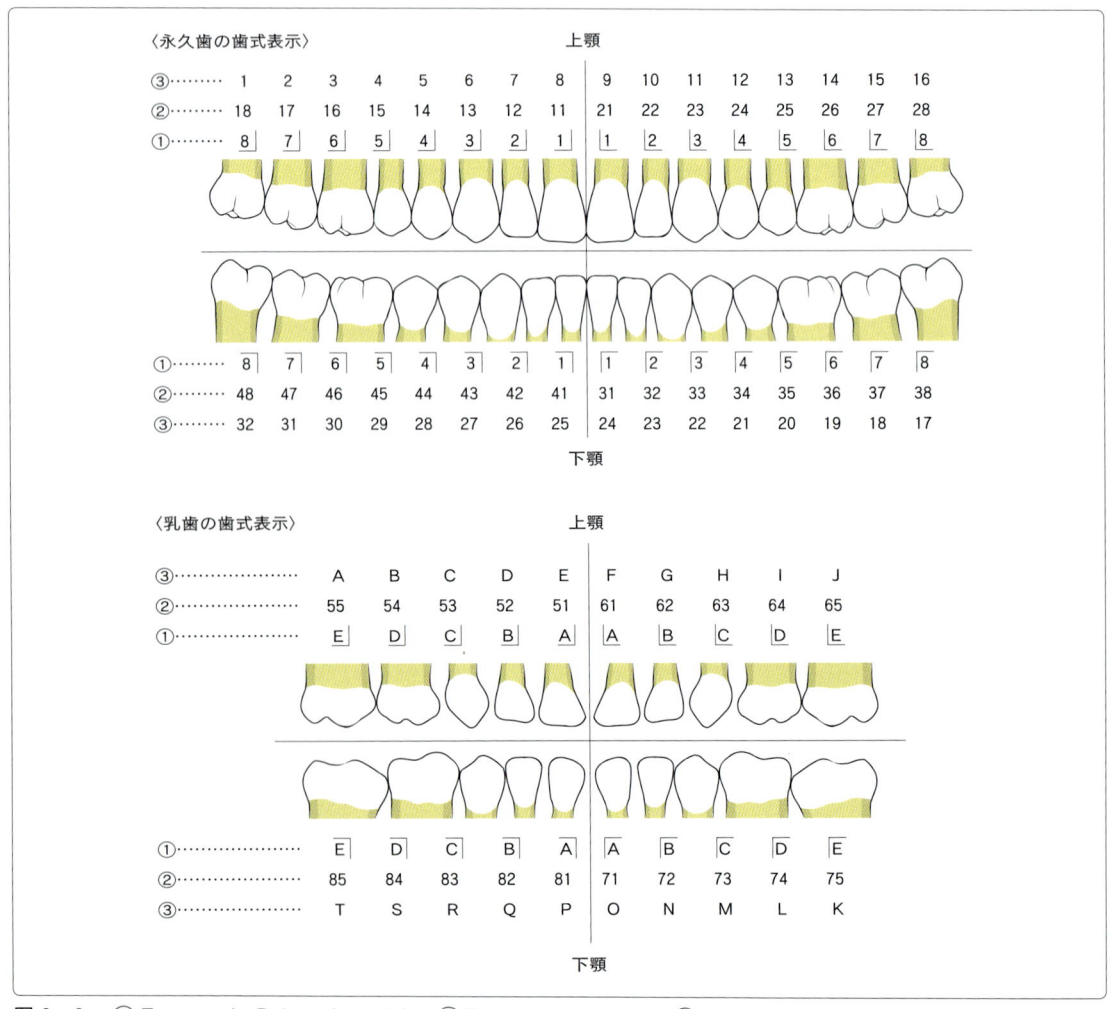

図3-9　① Zsigmondy Palmer システム，② Two-digit システム，③ ADA システム(平田健一 著／土谷裕彦ほか編：新保存修復学．クインテッセンス出版，東京，2001より引用)

＜DMF 指数について＞

集団における永久歯列のう蝕罹患状態を知るために用いられる指標で，DMF はそれぞれ

　　D（decayed tooth）：未処置う蝕歯

　　M（missing tooth; because of caries）：喪失歯（う蝕が原因で抜去された歯）

　　F（filled tooth）：う蝕が原因で処置された歯

を意味する．

DMF に該当する歯の数のことを DMF 歯数といい，DMF 指数とは集団における一人平均の DMF 歯数を表わしたものである．

・DMF 指数＝ DMF 歯数（被検者全員の DMF 歯数の合計）/（被検者数）

DMF 指数には，DMFT 指数と DMFS 指数がある．DMFT（DMF per tooth）とは DMF を 1 歯ごとに評価したもので，たとえば下顎大臼歯の咬合面と頬側面の 2 箇所にう蝕が存在しても DMFT は 1 である．また DMFS（DMF per tooth surface）とは，DMF を歯面ごとに評価したものである．上記の例の場合 DMFS は 2 になる．DMFT 指数と DMFS 指数は，それぞれ集団の一人平均値を表わす．

なお，大文字で表記される DMF は永久歯についてのことで，乳歯については小文字で dmf と表記される．

復習しよう！

1　病歴聴取で誤っている組合せはどれか．
a　主訴　　　　受診の理由
b　現病歴　　　症状の始まりと経過
c　既往歴　　　現在の健康状態
d　家族歴　　　家族や近親者の健康状態

2　歯髄の生死を検査するのはどれか．
a　麻酔診
b　動揺度検査
c　打診
d　電気診

3　医療面接の目的で適切でないのはどれか．
a　患者との信頼関係の構築
b　患者との情報の共有
c　治療への協力依頼
d　同意に向けた誘導

4　医療面接と診察の項目①～④を示す．初診時に行う順序で適切なのはどれか．
①視診
②主訴の聞き取り
③現病歴の聞き取り
④既往歴の聞き取り

a　③→④→②→①
b　②→③→④→①
c　②→④→③→①
d　①→②→③→④

＜解答＞
1：c
2：d
3：d
4：b

chapter 4 歯の切削と修復の前準備

学習目標
- □ 切削器具の種類を説明できる．
- □ 切削器具の材料を説明できる．
- □ 切削器具の特徴を説明できる．
- □ 修復の前準備の種類を説明できる．
- □ 修復の前準備に用いる器具の使用方法を説明できる．

4-1 切削器具

　硬組織（歯）はエナメル質で約300，象牙質で約60のヌープ硬さを持っているので，これ以上の硬さのものを切削に適した器具に仕上げなくてはならない．

　歯の切削方法は手の力でそのまま削る手用切削器具と回転する力を利用する回転切削器具が主要なものである．その他に空気圧を利用したエアアブレイシブ，超音波を利用した器具，レーザーを利用した器具などが挙げられる．また，研磨や研削器具をこの中に含めて紹介することが多い．そのため保存修復学の分野での切削器具の目的としては，う蝕の除去，**窩洞**形成，修復物の仕上げと研磨に使用するものである．

窩洞
⇒ p.60参照

1）手用切削器具（図4-1）

　手用切削器具は回転切削器具が一般的になるまで窩洞形成には必須であったが，回転切削器具の発達に伴い使用の機会が少なくなってきた．それらの器具の名称は，**Black**の分け方によるとハチェット，チゼル，バイアングルチゼル，スプーンエキスカベーター，ジンジバルマージントリーマー，ディスコイド，クレオイドであるが，スプーンエキスカベーターがもっとも用いられる．

G.V.Black
⇒ p.60参照

2）回転切削器具

（1）回転力

　回転切削器具は大きく以下の2つの方法によって回転力を得ている．

① マイクロモーター：マイクロモーターは把持部（手に持つ部分）に小型のモーターを組み込んでおり電気により制御されている．モーター自体は約40,000回転／分である．したがって術者が足でコントローラーを踏むと電気的に力を制御できるようになっている．

② エアタービン：エアタービンにおいては歯科用ユニットの本体よりチューブにて圧搾した空気をハンドピースに送り込みハンドピースの

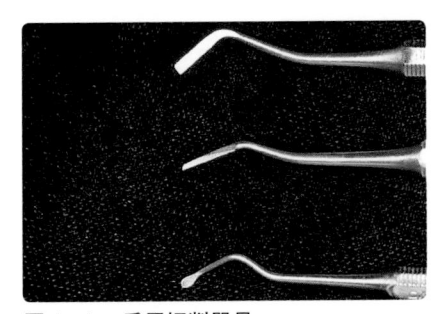

図4-1 手用切削器具
上からハチェット，チゼル，スプーンエキスカベーター．

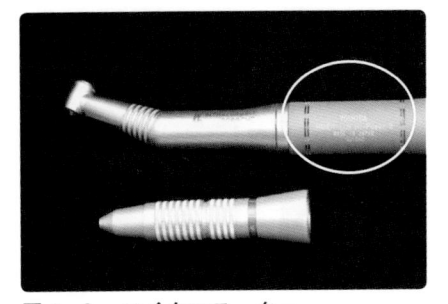

図4-2 マイクロモーター
白丸の部分にモーターが内蔵されている．上はコントラアングル型ハンドピース，下はストレート型ハンドピース．

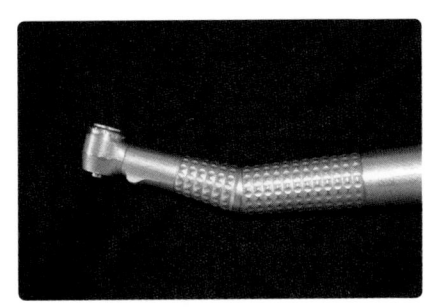

図4-3 エアタービン

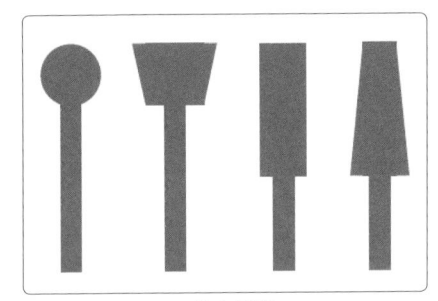

図4-4 バーの基本形態
左よりラウンド(球形)，インバーテッドコーン(倒円錐)，ストレートフィッシャー(平頭裂溝)，テーパードフィッシャー(尖型裂溝)．

中にある羽を回して回転力を得ている．回転数は400,000～500,000回転／分である．そして術者がコントローラーを足で踏むと空気の送る力を制御できるようにしている．

(2)ハンドピース

術者が持つ部分をハンドピースという．

①マイクロモーター(図4-2)：主に技工に使用するストレート型ハンドピース(HP用と略)と口腔内で使用するコントラアングル型ハンドピース(CA用と略)がある．また，ハンドピースによっては内部のギア比を変化させて200,000回転／分と早い回転が得られるものや，減速して回転するものがある．

②エアタービン(図4-3)：技工では使用する機会が少なく，口腔内で使用するコントラアングル型(FG用と略)がある．

(3)切削部分

①バー(図4-4)：通常，ラウンド(球形：う蝕の除去に用いる)，インバーテッドコーン(倒円錐：窩底を平坦にする)，ストレートフィッシャー(平頭裂溝：窩洞の側壁を平行にする)，テーパードフィッシャー(尖型裂溝：

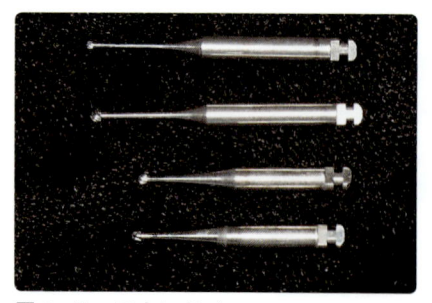

図4-5 ラウンドバー
上の2つがMIラウンドバーで下の2つが従来のラウンドバー.

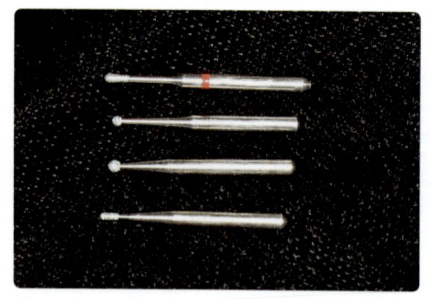

図4-6 ダイヤモンド切削具
上の2つがMIでペアー(洋梨)型とラウンド(球形)型で下の2つが従来のラウンド(球形)型とペアー(洋梨)型.

窩洞を外開にする，窩縁斜面をつける)を基本形態としている．スチール(低速，CA用：炭素鋼でできている)やタングステンカーバイド(高速，FG用)などが用いられている．また**ミニマルインターベンション**(MI)の概念に基づきバーのネック(歯の付いている先端とハンドピースに固定する太い部分とをつなぐ部分)の形状が変化したものが使用されるようになってきている(**図4-5**)．主に象牙質を切削するのに用いる．

②ダイヤモンド切削具(**図4-6**)：ダイヤモンド切削具はちょうど紙ヤスリが紙の上に硬い粒子をつけてあるように，さまざまな形状の金属先端に細かいダイヤモンド粒子(細かいものはf，さらに細かい粒子はffという文字が形状番号の後ろについている)を付着させてある．通常，高速で**FG**用と呼ばれている．主にエナメル質を切削するのに用いる．

③その他の切削具：ダイヤモンド切削具と同様に鉱物の粒子を固めたものにはカーボランダムポイント(セット前の金属修復物の咬合調整に用いる)，ホワイト(アランダム)ポイント(修復物の研磨に使用)，シリコーンポイント(修復物や歯の研磨)などがある．

3）レーザー

レーザーは波長の短いものから半導体レーザー，Nd:YAG(ネオジウム：ヤグ)，Er:YAG(エリビウム：ヤグ)，CO_2(炭酸ガス)などがある．これらのレーザーも切削に応用されるが，硬組織切削に関しては回転切削器具が主流である．軟組織の切除や止血に応用されることが多い．

Er:YAGレーザーに関しては歯の切削，歯周治療に応用可能である．

4）その他

エアアブレイシブ：圧搾空気を利用して微粒子を歯の表面に当てて切削するものをエアアブレイシブという．粉末を利用するために粉末の飛散があるためにあまり切削には用いられない．

ミニマルインターベンション
⇒ p.14参照

FG(Friction Grip)
高速回転で行うときに用いられている．バーやダイヤモンドの切削器具をチャックでハンドピースに保持・固定させる方法．

4-2 修復の準備法

1）除痛法

除痛に用いられるのは，各種の伝達麻酔もあるが，修復処置では局所麻酔が主である．**局所麻酔**にてアレルギーのある患者もいるので，麻酔が必要な際には初診時の問診票などをチェックの上，ドクターに報告して指示に従うようにする．

局所麻酔
⇒ p.98参照

2）術野隔離法

歯の治療に際しては，頰，口唇，口腔底の粘膜や舌，歯肉が目的とする歯の周りに位置し，さらに唾液や歯肉からの滲出液，血液が処置を妨げる．また，回転切削器具を用いる際の注水の際に使用するバキュームなども嚥下反応や嘔吐反射などを引き起こすこともある．治療時に，このような口腔内環境から処置する歯を隔離し，施術野を隔離することを術野隔離法という．

術野隔離法には，通常ラバーを用いるラバーダム法を用いる．ラバーダム法は治療をスムーズに行い，成功率を高めるために非常に重要な方法である．保存修復のラバーダムにおいては多数歯をラバーに露出させることも多々ある．術野隔離法には，その他にラバーダム法には及ばないが，コットンロールを用いる簡易法がある．

＜目的＞
- 歯の切削片や取り除こうとする修復物の咽頭への落下の防止
- う蝕除去時に血液や唾液による手術野の感染防止
- 形成時に頰，口唇，口腔底の粘膜や舌，歯肉の排除と保護
- 接着操作時に血液や唾液を排除
- 術野の明瞭化

＜欠点＞
- ラバーに対して過敏な患者に使用できない．
- 口呼吸の患者に使用できない．
- 歯列不正の患者に使用できないことがある．
- 歯の長軸方向が分かりにくい場合がある．

図4-7　ラバーダムに必要な器具
a：クランプホーセップス．b：ラバーダムパンチ．c：クランプ（左から小臼歯用，大臼歯用，前歯用）．d：ラバーシート．e：ラバーダムフレーム．

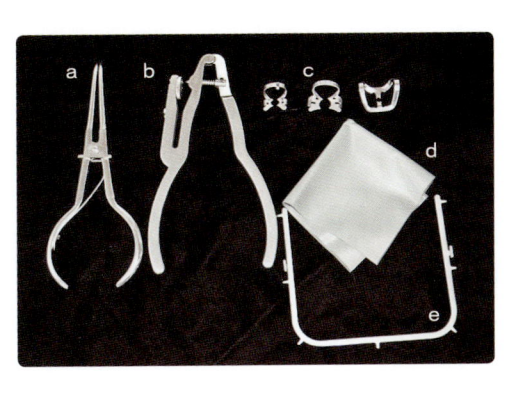

＜使用器具＞（図4-7，8）
- クランプホーセップス
- ラバーダムパンチ
- クランプ
- ラバーダムフレーム
- ラバーシート

＜術式＞
- 必要に応じて歯面清掃を行う．
- クランプの試適：ボウは遠心にする．
- テンプレートでラバーシートに穿孔する位置を印記する．
- ラバーダムパンチで穿孔する．
- ラバーダムシートにクランプのウイングを装着する．
- クランプをクランプホーセップスで把持し装着する．

図4-8　**クランプ**
①ボウ，②ホール，③ウイング．

3）歯肉排除法

歯頸部はいわゆる不潔域の部分でう蝕などの疾患がある場合が多い．検査や処置の際に歯肉を保護したり，排除して歯頸部での操作を行うことを歯肉排除法という．

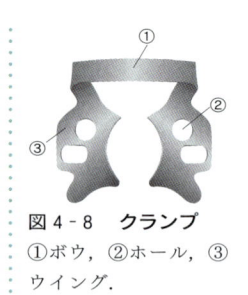

歯肉排除法
⇒ p.99参照

＜目的＞
- 歯肉縁下の検査を容易にする．
- 歯肉縁下に及ぶ窩洞形成時の歯肉損傷を防止する．
- 歯肉縁から歯肉縁下の修復操作時の滲出液や出血による汚染を防止する．
- 歯肉縁下の精密な印象採得を容易にする．

＜方法＞
①即時排除
- 綿糸（図4-9，10）：歯肉排除用綿糸を歯肉溝に圧入して，歯肉溝の幅を拡大させて操作をスムーズにする．綿糸に薬物（収れん薬，血管収縮薬）に浸漬して使用する．挿入する際にはジンパッカーを使用する．

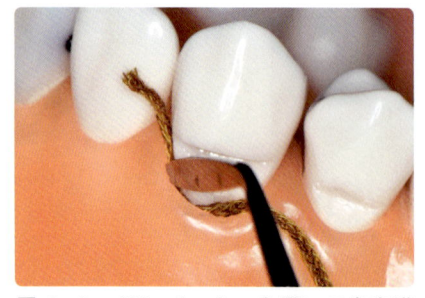

図4-9　ジンパッカーを用いて歯肉溝内へ綿糸を挿入し歯肉排除を行う

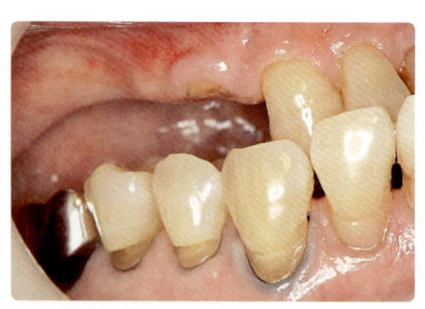

図4-10　犬歯のくさび状欠損歯の歯頸部に綿糸を挿入した症例

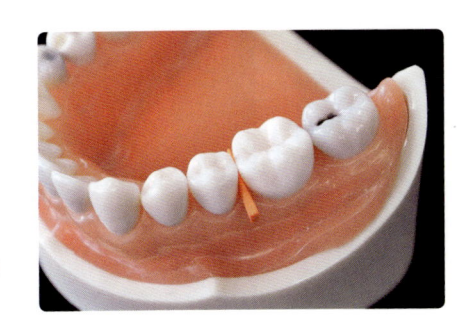

図4-11 くさびを歯間に挿入して，歯間乳頭を排除する

- ウェッジ(図4-11)：くさびを歯間に挿入して，歯間乳頭を排除する．窩洞形成前に入れることによって，切削器具から歯肉を保護できる（プレウェッジ法）．くさびにはオレンジウッド，ヒッコリーなどの木片を使用する．
- クランプ：歯肉排除用のクランプがある．これらを用いて歯肉を歯根方向へ押し下げて，排除する．

②外科的排除
- レーザー：各種歯科用**レーザー**を用いて歯肉を外科的に取り除く．とくに歯頸部のう蝕の中に歯肉が入り込んでいる場合などは外科的に排除する．
- 高周波メス：高周波を利用して歯肉を切除する．切除の際には麻酔を行い，その後に切除を行う．

レーザー
⇒ p.40参照

4）歯間分離法

　隣接面う蝕などを長く放置した場合，隣接歯との距離が短くなることがある．また，修復時に各種操作する場合，隣接面に器具が入りにくいこともある．
　このような場合，歯間分離することによって操作などを容易にするために行う．

＜目的＞
　隣接面において下記のことを行う．
- 検査を容易にする．
- 窩洞形成を容易にする．
- 填塞，仕上げ・研磨操作を容易にする．
- 接触点の回復を確実にする．
- 隔壁，バンドなどの装着を容易にする．

＜欠点＞
- 過度に分離すると歯根膜を損傷する．
- 術式によっては歯肉を損傷する．

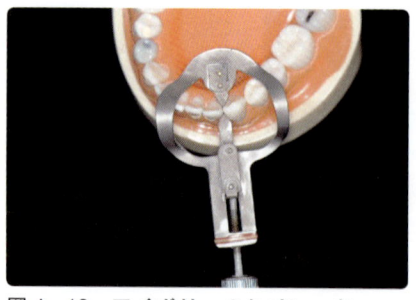

図4-12 アイボリーのセパレーター
前歯部に用いられる．下のネジを回すとくさびが歯間部に入って歯間を分離する．

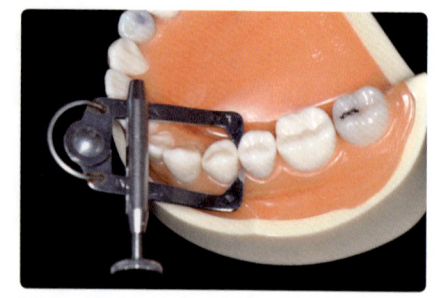

図4-13 エリオットのセパレーター
臼歯部に用いられる．アイボリーと同様にくさびが歯間部に入って歯間を分離する．

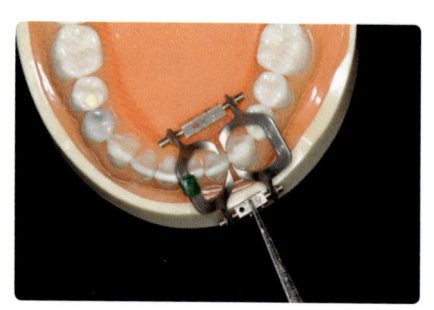

図4-14 フェリアーのセパレーター
前・臼歯部に用いられる．1つの歯に2つの爪で引っ掛けて，引き離すようにして歯間を分離する．

＜方法＞
①即時分離
- セパレーター：いくつかのタイプがあるが，一般的に用いられているのは前歯部ではアイボリーのセパレーター（図4-12），臼歯部ではエリオットのセパレーター（図4-13）が用いられる．これらはネジを回すことによって歯間にくさびが食い込んでいくようになっている（くさび型）．また，隣接する歯を爪で引っ掛けて離れるようにするフェリアーのセパレーター（図4-14）がある（牽引型）．
- くさび：歯肉排除法で用いたものと同様の材質のものやプラスチックのくさびが用いられる．

②緩徐分離
- 時間をおいて徐々に開くもので通常，再来院時にまでそのまま口腔内に保持しておく．種々のタイプがあり，隣接面に木片を挿入したり，ポリウレタンのウェッジ（図4-15），矯正用のラバーリングを挿入したり，ストッピングを隣接面のう窩に入れてみる．

5) 隔壁法

窩洞形成後の成形修復時は，隣接面においてはなるべく窩洞を単純化することが望まれる．また，そのままではなかなか成形できない場合や，硬化した後に仕上げが困難な場合もあり，隔壁法を用いる．

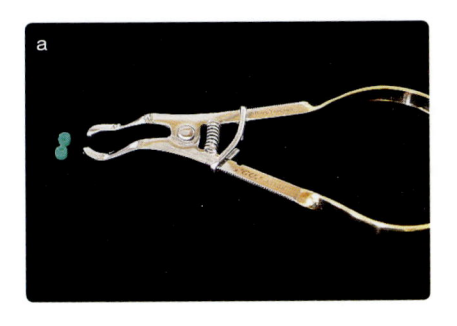

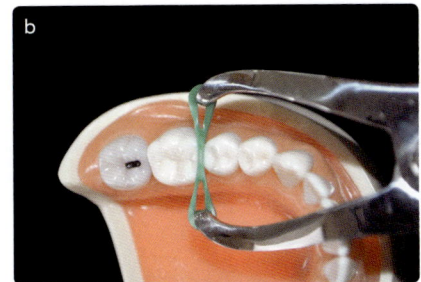

図4-15　ポリウレタンのウェッジ
a：ウェッジと装着のために使用するホーセップス（ラバーダムで使用するものと同じ）．b：ウレタンを伸ばして歯間部へ挿入する．c：ホーセップスをウェッジから離して装着完了．次回来院時までこのままにしておく．

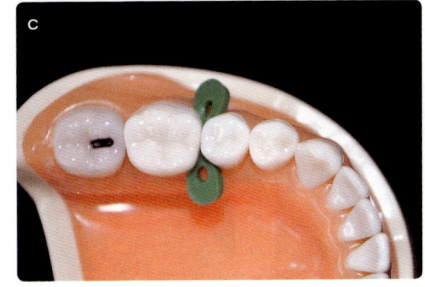

＜目的＞
- 大臼歯の隣接咬合面窩洞の充填を容易にする．
- 前歯隣接面窩洞の唇・舌面にわたる窩洞の充填を容易にする．
- 歯肉縁下に及ぶ臼歯隣接面窩洞にラバーを施す場合
- 隣接面窩洞形成時の隣在歯への切削被害の保護

＜欠点＞
- 歯列不正などで使用できない場合がある．
- 歯肉を損傷するおそれがある．

＜方法＞
①保持器具を用いる：
- トッフルマイヤー型リテーナー（図4-16），アイボリー型リテーナー：両者とも部位や窩洞の大きさによりバンドの使い分けが必要である．とくにバンドを締め付ける際には適度の力でやらないと隣接面がコンタクトしなくなるため注意が必要である．

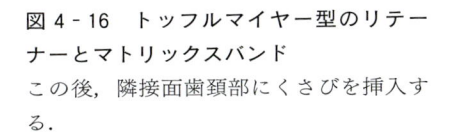

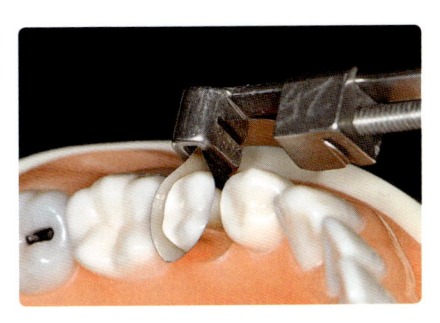

図4-16　トッフルマイヤー型のリテーナーとマトリックスバンド
この後，隣接面歯頸部にくさびを挿入する．

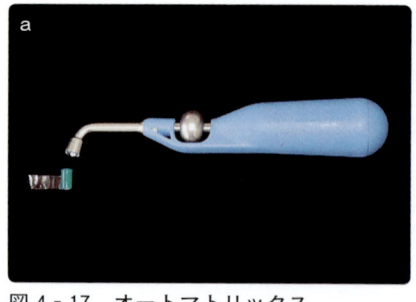

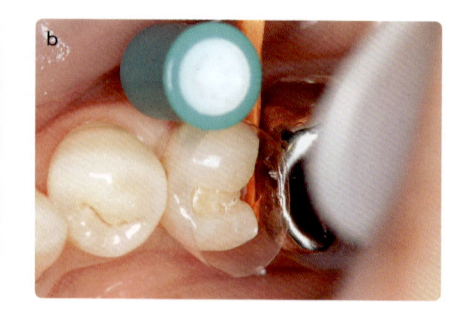

図4-17 オートマトリックス
a：バンドと保持器．b：実際に装着し歯頸部にくさびを挿入した．

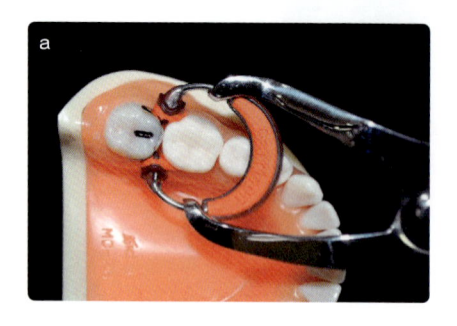

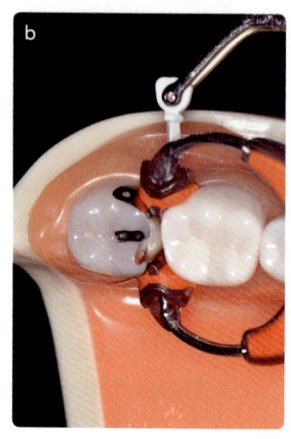

図4-18 セクショナルマトリックス
a：隣接面にマトリックスを装着したところ．b：その後，くさびを挿入する．

- オートマトリックス（図4-17）：巻き取り式の保持部とバンドがすでにセットされた形になっている．
- セクショナルマトリックス（図4-18）：マトリックスを隣接面に装着して固定のために一部開放したリングのバネの力で挟み込むようにしたもの．臼歯部に用いられる．

②既製のマトリックス（型）を用いる：
- サービカルマトリックス（図4-19）：歯頸部に用いられる．主に5級窩洞やくさび状欠損に用いられる．
- クラウンフォーム：主に前歯の切端の欠損に用いられる．歯の形態をしたプラスチックを適宜切って歯に合わせて用いる．
- ポリエステルストリップス：前歯隣接面の切端を含まない窩洞に用いる．**Black の分類**では3級窩洞に相当する．

Black の分類
⇒ p.60参照

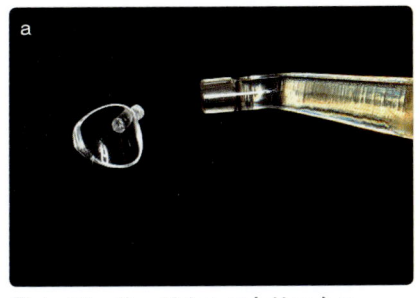

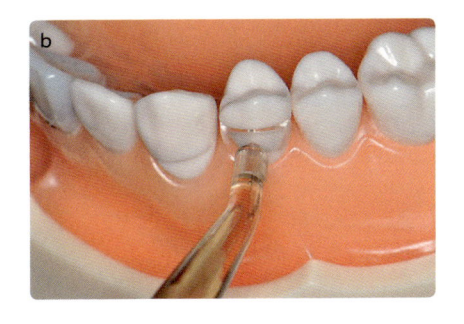

図 4-19 サービカルマトリックス
a：マトリックスと保持器．b：小臼歯の歯面に装着したところ．この後，光照射を行う．

復習しよう！

1 エナメル質の切削に用いられるのはどれか．
a　スチールバー
b　ダイヤモンドポイント
c　ホワイトポイント
d　シリコーンポイント

2 コンポジットレジン修復時にウェッジとストリップスとを用いる窩洞はどれか．2つ選べ（'08）．
a　ブラック1級
b　ブラック2級
c　ブラック3級
d　ブラック5級

3 臼歯に用いる歯間分離器はどれか．
a　アイボリー
b　エリオット
c　トッフルマイヤー
d　サービカルマトリックス

＜解答＞
1：b
2：b, c
3：b

chapter 5 歯髄の保護法

学習目標
- □ 歯髄の保存と保護の重要性を説明できる．
- □ 歯髄の保存療法とその適応症を説明できる．
- □ 覆髄法について説明できる．
- □ 裏層の目的と種類について説明できる．
- □ 仮封の目的と方法について説明できる．

　歯質に生じた実質欠損に対する保存修復において，感染歯質除去後の象牙質や歯髄を健全な状態で保存することは，きわめて重要である．歯髄には，う蝕細菌などの外来性刺激に対する**修復象牙質**形成や免疫応答といった生体防御機構が備わっており，歯髄の機能を維持することは歯を健康に保つことにつながる．象牙質には象牙細管が存在し，その細管内には歯髄の最外側に存在する象牙芽細胞の細胞突起が進展している．また，象牙質は発生学的に歯髄と同じ中胚葉系組織であり，生理学的にも密接な結びつきを有していることから，象牙質と歯髄を切り離さずに一体とみなした，いわゆる**象牙質・歯髄複合体**という考え方も提唱されている．保存修復においては，象牙質創面を対象とすることが多く，窩洞形成や修復材料を用いた操作が歯髄に少なからず影響を与えていると考えられる．したがって，保存修復に際しては，歯髄の保護を念頭において窩洞形成時あるいは修復時(深在う蝕歯に対する裏層や覆髄)の治療を行わなければならない．

（1）窩洞形成時の対策

　切削時における歯髄刺激を軽減させるため，う蝕象牙質除去において**スプーンエキスカベーター**などの手用切削器具を用いる場合，できるだけ鋭利なものを使用する．低速切削用回転式切削機器(代表例として，ラウンドバーを装着したマイクロモーター)を用いる場合，摩擦熱を低減させるために，できるだけ低速・軽圧につとめ，間欠的な切削を行うようにする．また，インレー修復用窩洞形成において高速切削用回転式機器(代表例として，ダイヤモンドポイントを装着したエアータービン)を用いる場合，注水下で切削具や切削面を冷却することは必須であり，**フェザータッチ**と呼ばれる軽圧での切削が推奨される(表5-1)．

（2）修復時の対策

　修復後に生じるさまざまな刺激に対して歯髄を保護する目的で行われる修復時の対策として，覆髄および裏層が挙げられる．間接法によるインレー修復で行われる仮封も広義の歯髄保護に含まれる．

　本項では，修復時の対策について詳しく解説する．

修復象牙質
う蝕や咬耗，摩耗，歯の切削などの歯髄への侵襲に反応し，歯髄腔壁に添加された不規則な構造を持つ象牙質で，第三象牙質とも呼ばれる．

象牙質・歯髄複合体
⇒ p.12参照

スプーンエキスカベーター
刃部がスプーン状を呈した手用切削器具の一種であり，主にう蝕象牙質の除去に使用される(⇒ p.39参照)．

フェザータッチ
エアータービンなど高速回転式機器を用いて切削する際，羽根で触れるような軽圧で行われる術式．

表5-1　窩洞形成時の対策

- スプーンエキスカベーターは鋭利なものを使用する．
- 切削用回転式機器使用時は，摩擦熱低減のために低速かつ間歇的な切削を行う．
- 高速切削用回転式機器使用の際は，注水下にて冷却し，発熱を防ぐ．
- 切削時に加える圧力は軽圧（フェザータッチ）にて行う．
- 健全歯質を可及的に保存し，切削量を少なくする．

表5-2　歯髄疾患の治療法

（1）歯髄保存療法	（2）歯髄除去療法
1）歯髄鎮痛消炎療法 2）覆髄法 　・直接覆髄法 　・間接覆髄法 　・暫間的間接覆髄法（IPC法）	1）一部歯髄除去療法（断髄法） 　・生活歯髄切断法（生活断髄法） 　・失活歯髄切断法（失活断髄法） 2）全部歯髄除去療法（抜髄法） 　・麻酔抜髄法 　・失活抜髄法

5-1　覆髄

　覆髄法は，歯髄鎮痛消炎療法とならび，**可逆性歯髄炎**の治療法である歯髄保存療法として行われるものであり，その概念ならびに術式により，直接覆髄法，間接覆髄法，暫間的間接覆髄法（IPC法）に分類される（表5-2）．

1）直接覆髄

　窩洞形成時の偶発的露髄や歯の破折により露出した非感染歯髄に対し，覆髄剤を露髄面に直接貼付する治療法である．

＜適応症＞
- 窩洞形成時の偶発的露髄
- 歯冠破折時の新鮮な露髄

　露髄径は直径2mm未満を目安とし，歯根未完成歯や若年者など歯髄の活性が強い場合に成功率が高いとされている（図5-1）．

図5-1　露髄
a：窩洞形成時の偶発的露髄（人工歯によるモデル）．b：臨床における露髄例．

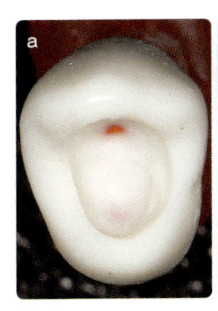

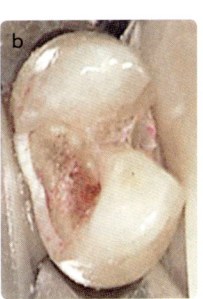

> **可逆性歯髄炎**
> 臨床的に自発痛がなく，外来刺激に対して一時的な症状を示すが，原因を取り除くことより炎症のない状態に戻れる病変．

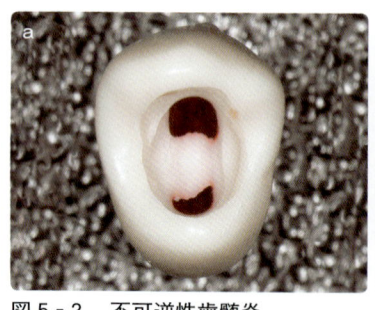

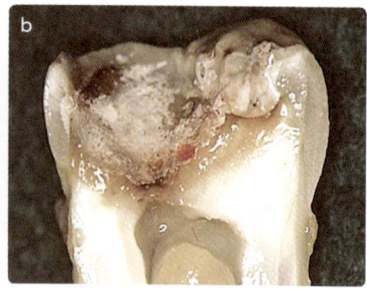

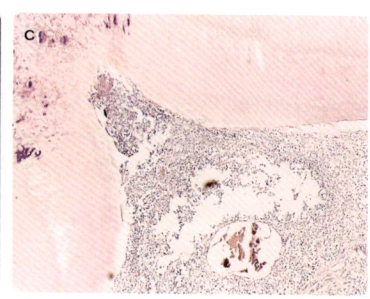

図5-2 不可逆性歯髄炎
a：う蝕除去時の露髄（人工歯によるモデル）．b：う蝕により露髄した状態の抜去歯．c：露髄部の組織像（ヘマトキシリン・エオジン染色）．髄角部に顕著な炎症性細胞の浸潤を認める．

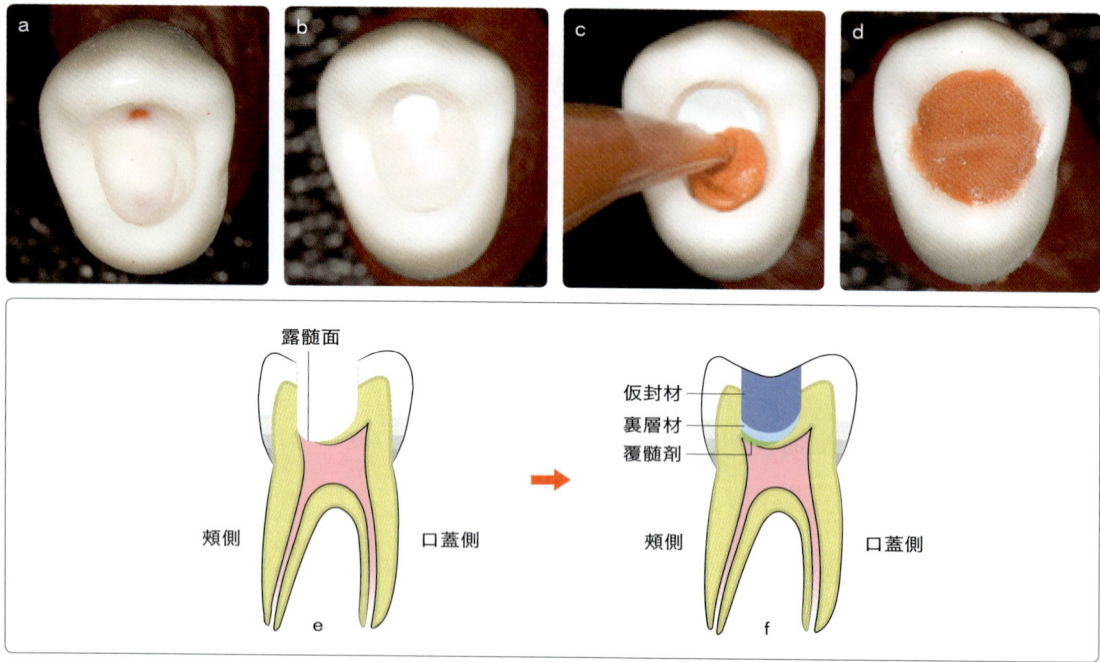

図5-3 直接覆髄法
a：偶発的露髄．b：覆髄剤の貼付．c：裏層後，仮封．d：仮封完了．e：露髄時．f：仮封完了時．

＜禁忌症＞
- **不可逆性歯髄炎**：う蝕象牙質除去中に露髄した場合など，歯髄に細菌感染が疑われる症例（図5-2）

＜術式＞（図5-3）
- プラーク，歯石の除去および歯面の清掃
- 除痛
- ラバーダム防湿
- 術野の消毒
- 感染歯質除去
- 窩洞の清掃と露髄部の止血，乾燥（次亜塩素酸ナトリウム溶液による洗

不可逆性歯髄炎
歯髄の炎症状態が長期化したもので，臨床的に自発痛や持続性の痛みを示すことが多く，原因を取り除いても歯髄の炎症が消退しない病変．

浄，あるいは次亜塩素酸ナトリウムと過酸化水素水による交互洗浄を行い，乾燥綿球にて乾燥させる）
- 覆髄剤の貼付（歯髄を圧迫しないよう無圧的に行う）
- 裏層（酸化亜鉛ユージノールセメント．ただし，このステップを省略する場合もある）
- 仮封（グラスアイオノマーセメントなど．最終的に裏層として機能することが多い）

＜経過＞

少なくとも1か月の経過観察を行う．臨床症状がなく，歯髄に生活反応があり，エックス線写真検査にて**デンティンブリッジ**（被蓋硬組織）の形成を確認してから，最終修復を実施する．

直接覆髄成功のためには，無菌的操作，止血，覆髄剤の密着，無圧的操作，確実な仮封が必要である．

＜薬剤＞
- 水酸化カルシウム製剤：ダイカル®（図5-4のa），ライフ®（図5-4のb），カルビタール®など．

水酸化カルシウムは強アルカリ性（pH12.4）のため，接した露髄面は壊死に陥る．その後，この無構造壊死層下に象牙芽細胞様の細胞が配列し，象牙質の形成が開始され，術後1～2か月するとデンティンブリッジの形成が認められるようになる．

- Mineral Trioxide Aggregate（MTA）（ProRoot® MTA：図5-4のc）

米国Loma Linda大学のTorabinejad教授らのグループにより開発され，1998年に製品化された比較的新しい材料であり，日本でも2007年に発売が開始された．製品は粉末と液体から構成され，粉末の主成分は酸化カルシウム，酸化ビスマス，二酸化ケイ素，酸化アルミニウム，液体は精製水であり，粉と液が完全に混ざるよう1分間の練和を必要とし，操作時間は粉液の混和後4分とされている．材料の特徴として，硬化時間が5時間以内と長く，反応後に水酸化カルシウムを生成するため，作用機序は水酸化カルシウム製剤と類似するが，封鎖性（微小漏洩防止性）や新生硬組織形成能が水酸化カルシウム製剤に比べ優れているとされる．

> **デンティンブリッジ**
> 水酸化カルシウム系糊剤を露髄面に貼付すると凝固壊死層の直下に形成される硬組織被蓋．

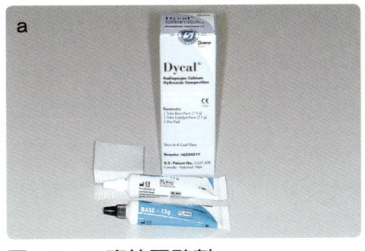

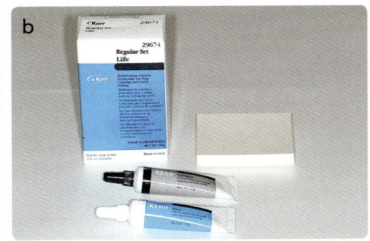

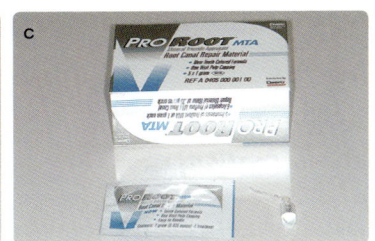

図5-4 直接覆髄剤
a：ダイカル®．b：ライフ®（ともに水酸化カルシウム製剤）．c：ProRoot® MTA．

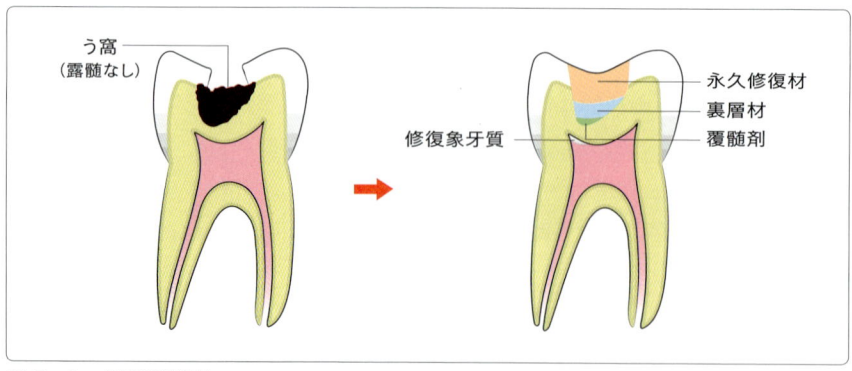

図5-5　間接覆髄法

2）間接覆髄

う蝕や外傷などの処置に伴い，残存する象牙質が歯髄に近接した際の非感染象牙質に対し，覆髄剤を適用することで保護層を作り，物理的刺激や化学的刺激を遮断するとともに修復象牙質形成を期待する治療法である（図5-5）．

＜適応症＞
- 臨床的健康歯髄
- 可逆性歯髄炎（歯髄充血および急性一部性単純性歯髄炎）（図5-6）：ただし，感染歯質を完全に除去しても露髄しない場合を対象とする．

＜禁忌症＞
- 不可逆性歯髄炎

＜術式＞
- プラーク，歯石の除去および歯面の清掃
- 除痛（必要に応じ）

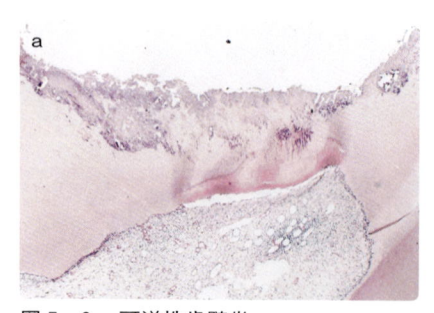

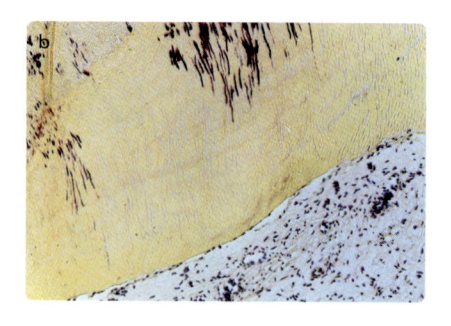

図5-6　可逆性歯髄炎
a：深在う蝕歯（ヘマトキシリン・エオジン染色）．修復象牙質への細菌侵入が認められ，歯髄の一部に軽度の炎症性反応が確認される．b：修復象牙質に侵入した細菌の拡大像（Brown-Brenn染色）．紫色に染色された細菌が確認される．う蝕による露髄は認められない．

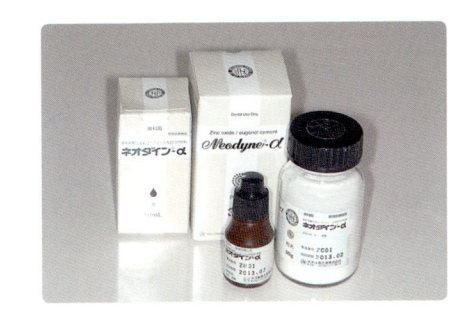

図5-7　酸化亜鉛ユージノールセメント

- ラバーダム防湿
- 術野の消毒
- 感染菌質除去（**う蝕検知液**：カリエスディテクター®，カリエスチェック®を用いて細菌の侵入した感染象牙質をすべて除去する）
- 窩洞の清掃と乾燥（次亜塩素酸ナトリウム溶液，過酸化水素水，生理食塩水など）
- 覆髄剤の貼付
- 裏層または仮封（グラスアイオノマーセメントやリン酸亜鉛セメントなど）

<経過>
　症例によっては裏層後ただちに最終修復可能であるが，通常1週間程度経過観察を行い，症状がないことを確認してから最終修復を実施する．
<薬剤>
- 酸化亜鉛ユージノールセメント（ネオダイン®：図5-7）

　歯髄の鎮痛消炎やう窩の消毒作用を有し，間接覆髄にもっとも一般的に使用される．ただし，修復象牙質形成作用はほとんどない．
- 水酸化カルシウム製剤
- Mineral Trioxide Aggregate（MTA）

　不顕性露髄が疑われる場合，酸化亜鉛ユージノールセメントよりも修復象牙質形成を促進させる作用の強い水酸化カルシウム製剤やMTAの使用が推奨される．
- パラホルムアルデヒド

　パラホルムセメントあるいはパルホルムアルデヒド含有リン酸亜鉛セメント（プロテクトセメント®）として，修復象牙質形成作用や知覚鈍麻作用により応用されるが，最近はあまり使用されない．

3）暫間的間接覆髄法（IPC法）

　歯髄に近接する深在性象牙質う蝕において，軟化象牙質を徹底的に除去すると露髄する可能性が高い場合に，意図的に軟化象牙質を一層残存させたまま間接覆髄を行い，感染歯質の再石灰化と修復象牙質の形成を促し，

う蝕検知液
う蝕象牙質は，細菌感染が生じ除去が必要とされるう蝕象牙質外層と再石灰化が期待されるう蝕象牙質内層に区別でき，う蝕染色液はこの2層を染め分ける薬液である（⇒ p.89, 98参照）．

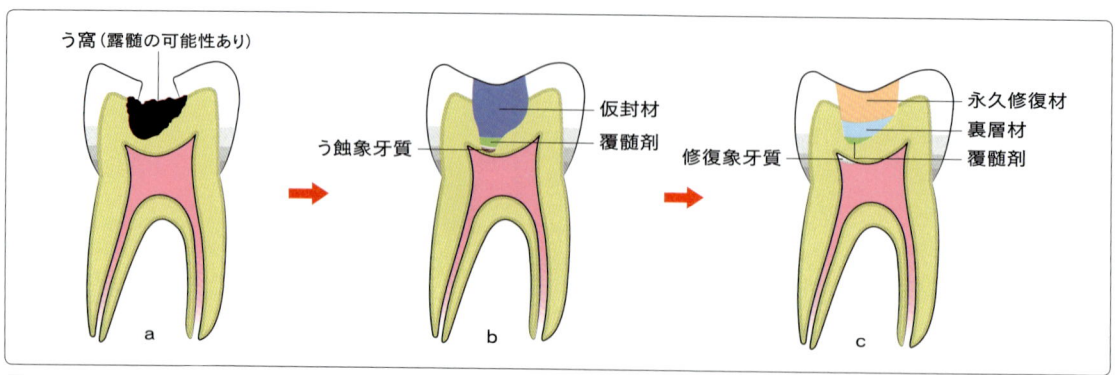

図5-8 暫間的間接覆髄法(IPC法)
a：術前．b：第1回目終了後．c：第2回目以降終了後．

一定期間経過後に残存する軟化象牙質を完全に除去する治療法である(図5-8)．

平成20年度より保険診療に導入された非侵襲性歯髄覆罩(**AIPC**)法は，暫間的間接覆髄法と基本的に同じであるが，AIPC法は感染象牙質除去を痛みの生じない範囲で行うため，原則的に無麻酔下での施術となるところが特徴的である．

＜適応症＞
- 臨床的健康歯髄
- 可逆性歯髄炎(歯髄充血および急性一部性単純性歯髄炎)：ただし，感染歯質を完全に除去すると，露髄する可能性がある場合を対象とする．

＜禁忌症＞
- 不可逆性歯髄炎

＜術式＞
第1回目：
- プラーク，歯石の除去および歯面の清掃
- 除痛(AIPC法の場合は原則行わない)
- ラバーダム防湿
- 術野の消毒
- 感染歯質除去(う蝕検知液：カリエスディテクター®，カリエスチェック®を用いて感染象牙質を可及的に除去していき，歯髄に近接する部分を一層残す)
- 窩洞の清掃と乾燥(次亜塩素酸ナトリウム溶液，過酸化水素水，生理食塩水など)
- 覆髄剤の貼付
- 裏層または仮封(グラスアイオノマーセメントやリン酸亜鉛セメントなど)

AIPC
Atraumatic Indirect Pulp Capping の略．

第2回目：
　第1回目の処置後，経過観察を行う．3か月以上経過後に臨床症状がなく，歯髄の生活反応がみられ，エックス線写真検査で根尖部に異常がないことや修復象牙質の形成を認めた場合，再度，感染象牙質除去を行う．
- プラーク，歯石の除去および歯面の清掃
- 除痛（必要に応じ）
- ラバーダム防湿
- 術野の消毒
- 仮封除去，覆髄剤除去
- 感染歯質除去（残置させた感染象牙質を除去しながら，硬化を確認する）
- 覆髄剤の貼付（通常の間接覆髄）
- 裏層（インレー修復などの場合に必要）
- 最終修復

＜経過＞
　経過の確認時に，強い歯髄症状が持続するなど臨床症状がある場合は，歯髄除去療法に移行する．
　また，第2回目の処置において，感染象牙質の硬化が認められない場合は，再度覆髄処置を繰り返す．繰り返しても，効果が認められない場合は，歯髄除去療法に移行する．

＜薬剤＞
- 水酸化カルシウム製剤
- タンニン・フッ化物合剤（**HY剤**）配合カルボキシレートセメント（HY-Bondテンポラリーセメント）（図5-9）

　これまで仮着あるいは仮封に広く使用されてきたセメントであるが，配合されたHY剤の作用により，う蝕象牙質に生息する細菌に対して抗菌性を発揮するとともに，う蝕象牙質の再石灰化を促進することが確認され，本法に適用されるようになった．

HY剤
タンニン，亜鉛，ストロンチウムおよびフッ素の化合物を配合した歯科用粉末製剤．歯質の無機質を強化し耐酸性を向上させるなどの作用を有し，各種歯科用材料に配合されている．

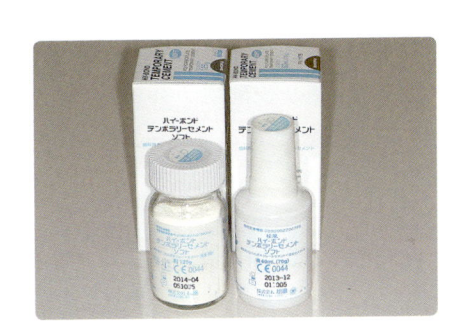

図5-9　タンニン・フッ化物合剤配合カルボキシレートセメント

5-2 裏層

修復材と窩壁の間にセメントなどによって刺激遮断層あるいは健全象牙質代替層を設けることを裏層と呼ぶ．間接覆髄が歯髄の鎮静や硬組織形成など歯髄に対する薬物効果を目的とするのに対し，裏層は歯髄に対する積極的な薬効を期待せず外来刺激からの歯髄保護を目的とする点で区別される．象牙細管開口部を薄層に保護する塗布裏層をライニングと呼び，レジンが象牙質に対して接着能を有していなかった時代はレジン充填の際に広く行われたが，レジンの象牙質への接着が確立した現在ではほとんど行われなくなっている．間接修復において露出象牙質面をレジン系材料で一層覆う**レジンコーティング**が現在行われている本法の代表例である．一方，窩洞が深い場合に深部を機械的強度のある材料で埋め立て，覆髄部の補強やアンダーカットを補正し強度を代償させて，熱良導性の金属修復物による温度刺激を避ける断熱裏層をベースという（図5-10）．

＜目的＞
・熱，機械的，化学的刺激からの遮断
・歯質の補強（深い窩洞の窩底部や覆髄・断髄部の補強，根管充填後の補強封鎖）
・窩洞形態の修正
・熱伝導率の高い修復材料による温度刺激の防止

＜裏層材の要件＞
・歯髄に為害作用がないこと
・刺激の遮断が確実なこと
・操作が簡便であること
・物理的・化学的に安定していること
・ベース材としては機械的強度を有すること

＜裏層材の種類＞
①セメント
主にグラスアイオノマーセメントが用いられ，とくにインレー修復における窩洞形態修正に適したベース用セメントが頻用されている（図5-11のa）．光硬化型タイプの選択や歯質と区別しやすいピンク色やブルー色の選択も可能である（図5-11のb）．あらかじめ過剰気味に裏層したのち，再度窩洞の修正を行うことで，適切な窩洞形態が得られる（図5-12）．

②レジン
アパタイトの前駆体であるα-リン酸三カルシウム（α-TCP）を配合した裏層材も適用されている（キャビオス®：図5-13，ニューアパタイトライナー®）．

③バーニッシュ
強度がないのでライニングのみに適用される（コーパライト®）．

レジンコーティング
窩洞形成後の歯面にボンディングシステムと低粘性レジンを用いて歯髄保護や接着力向上のため行われる方法．

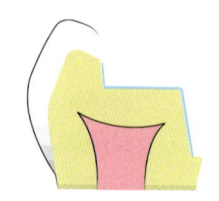

a：ライニング

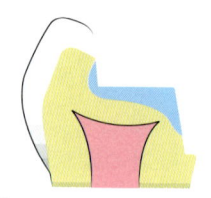

b：ベース

図5-10 裏層

α-TCP
リン酸カルシウム系化合物で，生体親和性に優れている．

バーニッシュ
天然あるいは合成樹脂を有機溶剤に溶解させた材料．

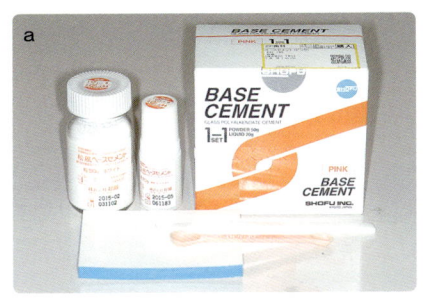

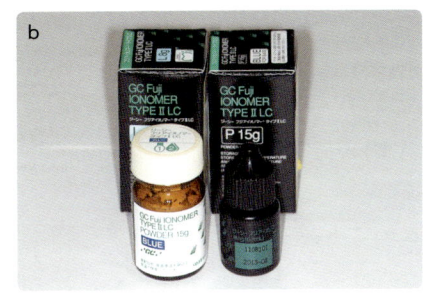

図5-11　裏層用グラスアイオノマーセメント
a：ベースセメント．b：フジアイオノマータイプⅡ LC ブルー色．

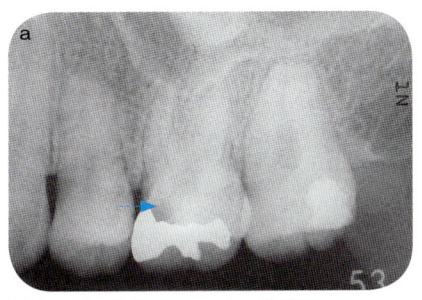

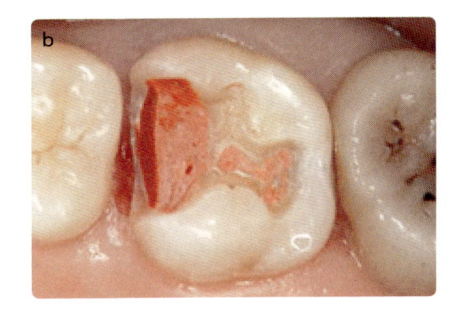

図5-12　裏層（ベース）の臨床例
a：治療前のエックス線写真．メタルインレー下に深在性う蝕を認める（矢印）．b：裏層後．セメント（茶色の部分）にてアンダーカットを補正．

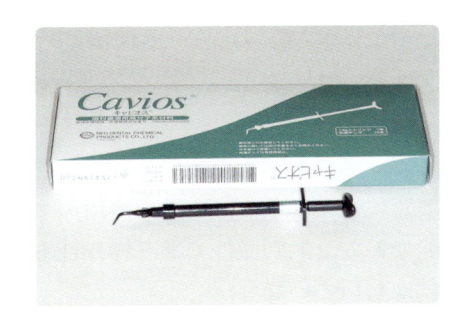

図5-13　光重合型レジン系裏層材

5-3　その他
1）仮封
　保存修復治療の過程において，窩洞の形成面を一時的に被覆封鎖しておくことを仮封という．インレー修復における窩洞形成後の暫間的封鎖に代表されるように，基本的には最終修復時に撤去される．覆髄後の物理的封鎖も仮封であるが，裏層を兼ねることも多い．なお，歯内治療の過程において行われる歯髄腔と口腔内を遮断する処置も仮封と呼ばれる．
＜目的＞
・外来刺激の遮断
・象牙質切削面の汚染防止

- 咬合・接触関係の保持
- 辺縁歯質の破折防止
- 歯肉の圧排
- 審美性（歯の外形や色調）の確保

<仮封材の要件>
- 歯髄に為害作用がないこと
- 封鎖が確実なこと
- 仮封操作ならびに撤去操作が簡便であること
- 仮封期間中，物理的・化学的に安定していること
- 温熱や電気の不良導体であること
- 咬合力がかかる部位において，ある程度の機械的強度を有すること

<仮封材の種類>

①レジン系仮封材

インレー修復における窩洞形成後の仮封などを対象とし，**筆積み法**により填塞するもの（図5-14のa）やペーストタイプのもの（図5-14のb）が使用される．一塊除去可能であり，撤去は比較的容易である．

②水硬性セメント（図5-14のc）

パテ状の材料であり，練成充填器を用いて窩洞に填塞する．唾液など水分と接触することにより硬化する性質をもち，操作性や封鎖性は良好で歯髄刺激性もないが，硬化完了まで時間を要するため，填塞後約1時間は強く咬合しないよう患者に指示する．撤去についてはやや困難であり，通常，超音波スケーラーやエアスケーラーを用いて行う必要がある．

③ストッピング（図5-14のd）

ゴムに類似した天然のガッタパーチャを主成分とする熱可塑性材料であり，加熱軟化し練成充填器にて填塞する．また，専用のストッピングキャリアを用いることも可能である．無刺激性であり操作性もよいが，封鎖性が劣るため長期の仮封には向いていない．

④酸化亜鉛ユージノールセメント

仮封材として用いる場合は，やや硬めに練和する．撤去はやや困難であり，加熱した練成充填器またはスケーラーを用いる．

⑤カルボキシレートセメント

暫間的間接覆髄法の項目でも述べたとおり，仮封専用セメントが開発されており，封鎖性や機械的強度に優れるが，撤去がやや困難である．暫間レジンインレーとともに仮着材としても使用される．

⑥リン酸亜鉛セメント

⑦グラスアイオノマーセメント

これら2つのセメントは機械的強度に優れるが，撤去困難であり，インレー修復の仮封には使用できない．

筆積み法
粉液タイプのレジンを筆で少量ずつ時間をかけて窩洞に填塞する方法．

chapter 5 歯髄の保護法

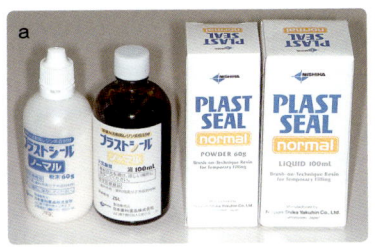

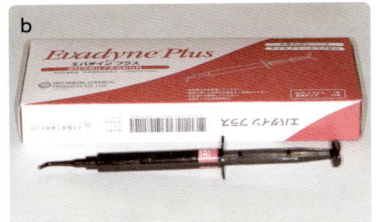

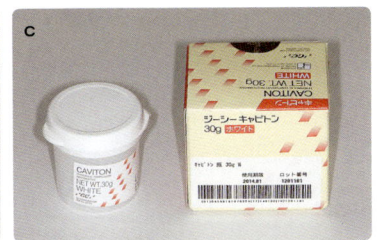

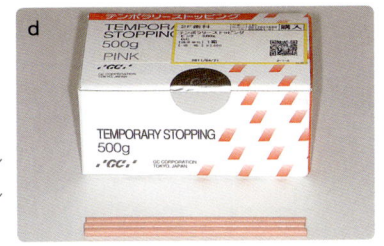

図 5-14 仮封材
a：筆積み法軟質レジン系仮封材(プラストシール®)．b：ペースト型レジン系仮封材(エバダイン® プラス)．c：水硬性セメント(キャビトン)．d：テンポラリーストッピング．

参考文献
1）特定非営利活動法人　日本歯科保存学会編．う蝕治療ガイドライン．京都：永末書店，2009．
2）笠原悦男ほか(編)．新歯科衛生士教育マニュアル　歯内治療．東京：クインテッセンス出版，2011．
3）土谷裕彦ほか(編)．新保存修復学．東京：クインテッセンス出版，1994．

復習しよう！

1 窩洞形成時の切削において歯髄刺激を軽減させる方法として正しいのはどれか．2つ選べ('97改)．
a 注水下での切削
b 連続した切削
c 鈍な器具による切削
d 軽圧での切削

2 歯髄保存療法として正しいのはどれか．2つ選べ．
a 直接覆髄法
b 暫間的間接覆髄法(IPC法)
c 生活歯髄切断法
d 麻酔抜髄法

3 歯髄保存療法の適応症はどれか．
a 急性一部性単純性歯髄炎
b 急性化膿性歯髄炎
c 慢性潰瘍性歯髄炎
d 壊疽性歯髄炎

4 直接覆髄法について正しいのはどれか．2つ選べ．
a 感染歯髄に対して行う
b 感染歯質を一層残す
c 覆髄剤の貼付は無圧的に行う
d 覆髄剤としてMTAが用いられる

5 暫間的間接覆髄法(IPC法)について正しいのはどれか．
a 不可逆性歯髄炎が適応症となる
b 露髄のおそれがある場合に適用される
c 歯髄の一部除去は無菌的に行う
d 初回の治療で最終修復まで行うことができる

6 裏層の目的で正しいのはどれか．2つ選べ．
a 化学的刺激の遮断
b 窩洞形態の修正
c 二次う蝕の予防
d 歯髄の失活化

＜解答＞
1：a, d
2：a, b
3：a
4：c, d
5：b
6：a, b

chapter 6 窩洞と修復方法，予後

学習目標
- □窩洞を分類できる．
- □窩洞各部の名称を説明できる．
- □窩洞形態の一般原則を説明できる．
- □修復方法の種類を説明できる．
- □修復処置後の不快症状とメインテナンスについて説明できる．

6-1 窩洞

1）窩洞の定義

歯の硬組織欠損を修復する場合，修復に適した形態に形成されたものを窩洞（prepared cavity, cavity）という．また，窩洞を形成することを窩洞形成（cavity preparation）という．よく使われる重要な用語である．ちなみに，う蝕によって生じた欠損はう窩であり，う蝕以外の原因で歯に欠如部が生じた場合は歯の欠損部ともいう．

窩洞は修復を行った後，修復歯の二次う蝕や破折，歯髄炎，歯周疾患を起こしたり，修復物が脱落しないように，長く口腔内で機能するよう一定の生物学的，理工学的な基準にそって形成される．

2）窩洞の分類

（1）Black, Davis による分類

G. V. Black によってう蝕の発生部位と修復する際の技術的特性を考慮に入れて分類されたもので，その後 W. C. Davis によって 6 級窩洞が追加され，現在でももっとも広く使用されている（図 6-1）．本来はう蝕の分類であるが，現在では形成された窩洞の分類に転用されている場合も多い．

- 1 級窩洞（class1 cavity）：小窩裂溝にある窩洞で，臼歯の咬合面，切歯の舌面，臼歯の頰面，舌面の咬合側 2/3 にある窩洞．
- 2 級窩洞（class2 cavity）：小・大臼歯の隣接面にある窩洞．
- 3 級窩洞（class3 cavity）：前歯の隣接面にある窩洞で，切縁（端）隅角を含まないもの．
- 4 級窩洞（class4 cavity）：前歯の隣接面にある窩洞で，切縁（端）隅角を含むもの．
- 5 級窩洞（class5 cavity）：すべての歯の唇面，頰面，舌面の歯頸側 1/3 にある窩洞．
- 6 級窩洞（class6 cavity）：咬合面や切縁に生じた比較的大きな表在性欠損に対する窩洞．

G. V. Black
（1836～1915年）
アメリカの著名な病理学者，保存学者

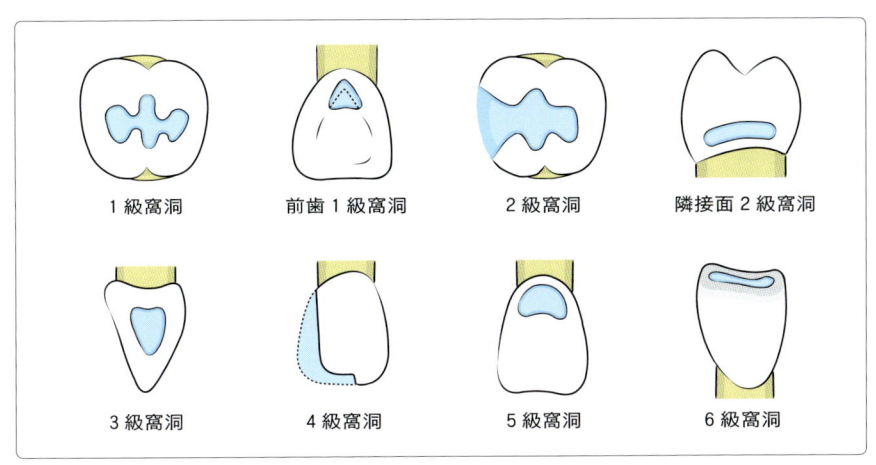

図6-1 Black, Davisによる窩洞の分類

　このほか，以上の分類に入らないものは，くさび状欠損窩洞，根面う蝕窩洞，3/4冠窩洞，4/5冠窩洞，全部被覆冠窩洞などである．

(2) 窩洞のある歯面による分類

　①単純窩洞(simple cavity)

　　1つの歯面だけにある窩洞をいい，その歯面の名をつけて呼ぶ．

- 咬合面窩洞(occlusal cavity)
- 頰面窩洞(buccal cavity)
- 舌面窩洞(lingual cavity)
- 唇面窩洞(labial cavity)
- 切縁(端)窩洞(incisal cavity)
- 隣接面窩洞(proximal cavity)

　②複雑窩洞(complex cavity)

　　2面以上にまたがっている窩洞を複雑窩洞という．2面窩洞，3面窩洞などとも呼ぶ．この場合も窩洞のある歯面の名を連ねて呼ぶ．なお，上顎口蓋側も便宜上舌面と呼んでいる．

- 頰面咬合面窩洞(bucco-occlusal cavity: BO cavity)
- 近心面咬合面窩洞(mesio-occlusal cavity: MO cavity)
- 近心切縁(端)窩洞(mesio-incisal cavity: MI cavity)
- 近心面咬合面遠心面窩洞(mesio-occluso-distal cavity: MOD cavity)

(3) 窩洞のある歯面の部位と状態による分類

- 小窩裂溝窩洞(pit and fissure cavity)：Blackの1級窩洞がこれに該当する．
- 平滑面窩洞(smooth surface cavity)：Blackの2，3，4，5級窩洞がこれに該当する．
- 歯頸部窩洞(cervical cavity)：歯頸部の近くにある窩洞
- 根面窩洞(root surface cavity)：露出根面にある窩洞

（4）窩洞の形態による分類
- 内側性窩洞：窩洞が歯質内に形成され修復物が歯質で取り囲まれるような窩洞(Black の 1，3，5 級など)
- 外側性窩洞：上とは逆に歯質が修復物で覆われるような窩洞(Black の 2 級は内側と外側の混合型，全部被覆冠窩洞)

以上のほかにも種々の呼び方がある(エナメル窩洞，スライス窩洞，ピンインレー窩洞)．

3）窩洞各部の名称

窩洞は窩壁，窩縁および隅角によって構成されている．

（1）窩壁(cavity wall)

窩洞の壁面をいう．壁面にもっとも近接している歯面の名称をつけて呼ぶ(図 6-2)．

そのほか，窩洞に関係した名称として次のようなものがある．

①窩底(cavity floor)：窩洞の主な開放方向に対して直角な面をいう．窩底には歯の長軸に対して直角で，歯髄と対応している髄(側)壁(pulpal wall)，歯肉に近接している歯肉(側)壁(gingival wall)，歯の長軸に対して平行な軸面に形成された軸(側)壁(axial wall)がある．

②側壁(side wall)：窩洞の主な開放方向に対して平行な面をいう．

③髄下壁(sub-pulpal wall)：やや特殊な場合であって，歯髄が除去されて窩洞が髄質底まで拡大されている場合この窩底をいう．

④スライス面(slice cut surface)：隣接面のスライスカットによって形成された面をいう．

⑤エナメル質壁(enamel wall)

⑥象牙質壁(dentin wall)

（2）窩縁(cavity margin)

窩洞の辺縁を窩縁という．窩縁部の側壁に傾斜面をつけた場合，この傾斜面を窩縁斜面(marginal bevel または単に bevel：ベベル)という．

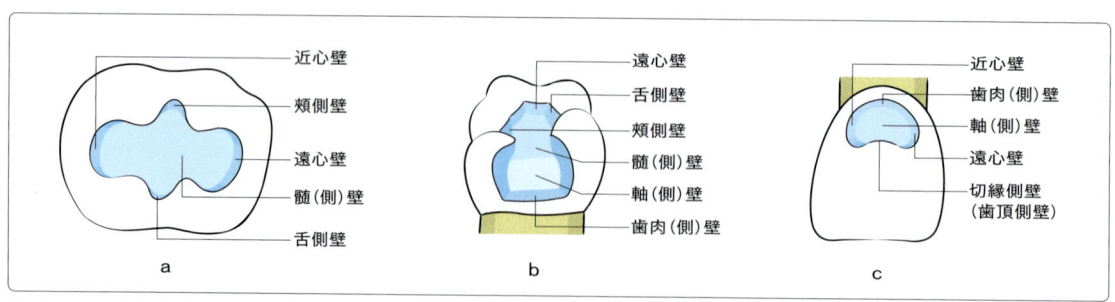

図 6-2 窩壁の名称
a：咬合面 1 級窩洞の窩壁．b：2 級窩洞の窩壁．c：5 級窩洞の窩壁．

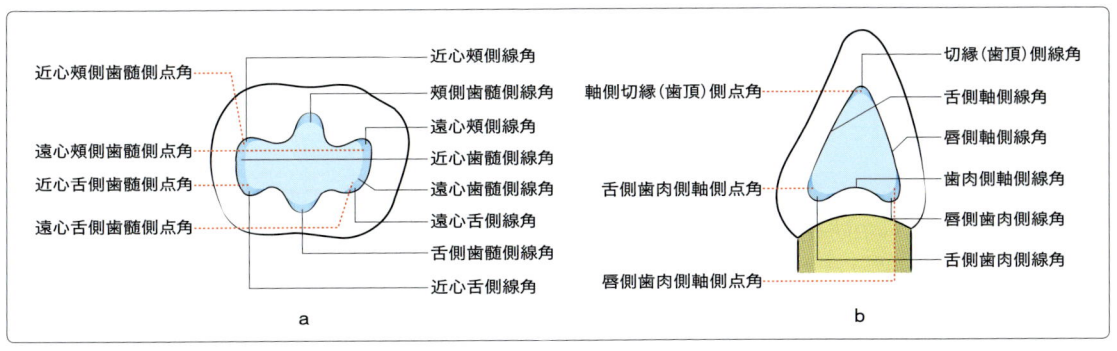

図6-3 隅角の名称
a：1級窩洞の線角と点角．b：3級窩洞の線角と点角．

（3）隅角(angle)（図6-3）
　窩洞の2壁面あるいは3壁面が合するところに形成される角を隅角と呼ぶ．隅角には次のようなものがある．
　①線角(line angle)：2壁面の合するところに形成されたもので，それぞれの壁面の名称をつないで線角の名称とする．
　②点角(point angle)：3壁面の互いに接したところに形成されたもので，それらの壁面の名称をつないで点角の名称とする．
　③窩縁隅角(cavo-surface line angle)（図6-4）：窩洞の側壁と歯面によって形成される隅角で，窩洞歯面隅角ともいう．
　④斜面隅角(bevel angle)：窩洞の側壁と窩縁(傾)斜面によって形成される隅角である（図6-4）．
　また，凸出している隅角を凸隅角というが，これを階段(step)ともいう．
　例：髄側軸側線角
　一方，へこんでいる隅角を凹隅角という．
　例：軸側歯肉側線角

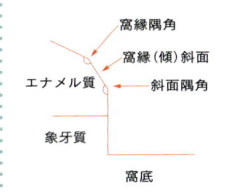

図6-4 窩縁(傾)斜面と隅角

4）窩洞の形態に関する一般原則
　G. V. Blackは**窩洞の具備すべき条件**として6つの一般原則を示した．
（1）窩洞の外形(outline form)
　窩洞に含まれる範囲の形態を窩洞の外形という．また，窩洞の範囲を示す線を外形線という．
　①窩洞の外形線の設定の基準
　窩洞の外形線を設定するときに以下のような考慮を払う必要がある．
　・う蝕（または欠損）の範囲
　・予防拡大（後述）
　・遊離エナメル質の有無
　・修復材料の種類
　・審美性の問題

窩洞の具備すべき条件
・適切な窩洞外形を持つこと．
・適切な保持形態を持つこと．
・適切な抵抗形態を持つこと．
・必要な便宜形態を持つこと．
・適切な窩縁形態を持つこと．
・窩洞は無菌的であること．

- 健全な歯質の保存
- 便宜形態（後述）
- 歯の強さ

②予防拡大

　修復歯にう蝕が発生しないように窩洞の外形をう蝕にかかりにくい位置まで拡大することを予防拡大という．コンポジットレジン接着性修復窩洞では接着性が向上し，二次う蝕などの発生が減少したためミニマルインターベーション（Minimal Intervention：MI）の概念に基づき基本的に予防拡大は行わない．

③不潔域，免疫域および自浄作用

　食物，唾液，舌，頬，唇の運動咀嚼などで歯はある程度自然に清掃されている．この作用を自浄作用という．ブラッシングやフロッシングでは自浄作用の行われていないところまで清掃が可能である．

　歯面のうち自浄作用で清掃されにくい場所を不潔域という．不潔域には小窩裂溝，歯冠隣接面，歯頸部の三大不潔域，上顎後方部の頬面，露出根面，エナメル質発育不全部，義歯のクラスプなどの装着部などがある．

④予防拡大の実際例

- 小窩裂溝：窩洞形成をして窩洞の端が小窩裂溝の一部にかかった場合はそれに連接するすべての小窩裂溝を窩洞の中に含めて形成する（図6-5）．
- 平滑面（唇・頬・舌面）：前歯の歯頸部のう蝕に対する外形を図6-6に示した．歯肉縁を超えたところはう蝕の免疫域といわれている．インレーの場合は歯肉縁下に0.5〜1.0mm入れて形成するが，グラスアイオノマーでは歯肉縁上にとどめておく．コンポジットレジンでは予防拡大は行わない．
- 平滑面（歯冠隣接面）：不潔域の形は前歯と臼歯とで接触点から歯肉縁までの間が多少異なる場合が多い（図6-7）．頬・舌側の不潔域の範囲は一概にはいえないが，予防拡大の目安として二，三の方法が提案されている（図6-8, 9）．

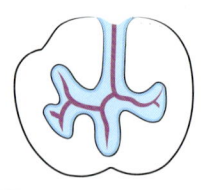

図6-5　小窩裂溝部の予防拡大

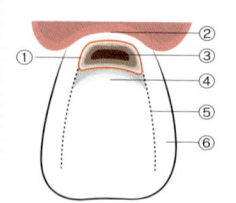

図6-6　歯頸部う蝕の外形の設定
①外形線，②歯肉縁，③う蝕，④豊隆部，⑤隅角線，⑥隣接面

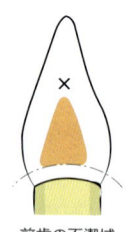

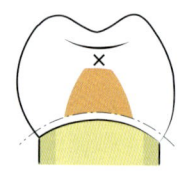

図6-7　隣接面の不潔域

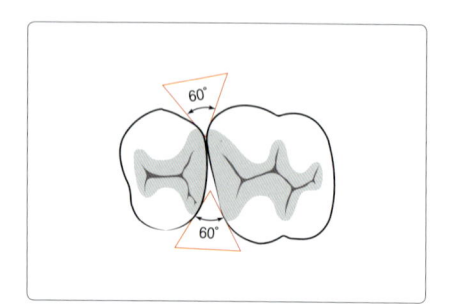

図6-8　頬舌的予防拡大の範囲
開放角60°を基準とする方法．

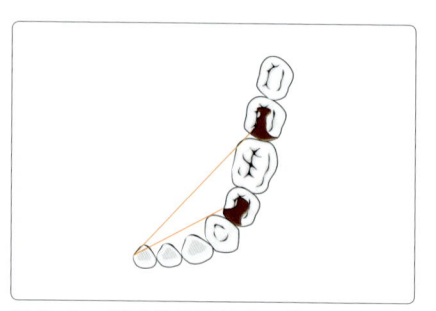

図6-9　頬舌的予防拡大の範囲
ピヒラー（Pichler）の透視法．

（2）保持形態(retention form)

保持形態は，修復物を窩洞から脱出させようとする外力に対抗して修復物が脱落しないように窩洞につける形態である．

①修復物脱落の因子
- 直接的因子：咬合圧，粘着物質，歯ブラシ，つま楊枝など．
- 間接的因子：二次う蝕，歯の破折，セメント溶解，振動など．

窩洞は修復物保持のうえからも，う蝕象牙質を除去し象牙質内に窩洞を形成するのが原則である．しかし，エナメル質内に窩洞を形成することもあり，これをエナメル窩洞という．とくにエナメル質の初期う蝕をコンポジットレジン修復する場合に応用される．

②各種の保持形態
＜基本的保持形態＞（図6-10）
- 箱型(box form)：保持形態の基本といわれるもので，窩洞の側壁はほぼ並行で，窩底は平坦で側壁と直角に交わるような形態．
- 内開き型(undercut form)：窩底のほうが広くなった窩洞．アマルガム修復用窩洞．
- 外開き型(taperd form)：窩洞の入口のほうが窩底部より広くなっているもので，インレーのように合着が必要なものに応用される．しかし，外開きが大きいとインレーの保持力は落ちる．

＜補助的保持形態（図6-11）＞
内側性窩洞のように側壁で囲まれていれば保持も十分であるが，側壁の一部が失われていると保持も不足する．このような場合に補助的な保持形態をつける．

（3）抵抗形態(resistance form)

歯または修復物が破壊したり，変形したりしないように窩洞に付ける形態をいう．窩洞形成に際して修復物を重視しすぎると，強さが十分でない修復物では破折をきたすことになる．また，抵抗形態に気をとられすぎると，保持形態が不十分になることもあり，両者のバランスをとることが必要である．修復物と抵抗形態，保持形態と抵抗形態は裏腹の関係にあり，したがって保持・抵抗形態としてまとめる学者もいる．

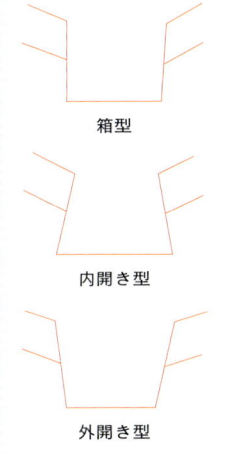

図6-10 基本的保持形態

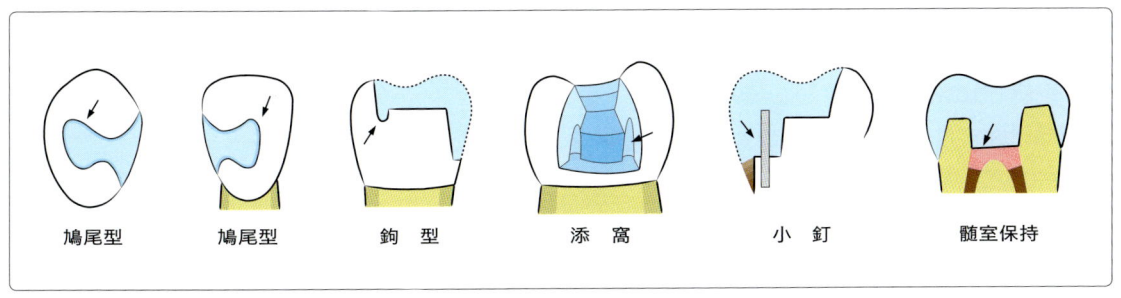

図6-11 補助的保持形態

鳩尾型　鳩尾型　鉤型　添窩　小釘　髄室保持

次に，抵抗形態の基本的事項を挙げると以下のようになる．
- 抵抗形態の基本はBlackの箱型である．
- 窩底は平坦にする．
- 咬頭や健全な歯質は極力保存する．
- 窩洞の側壁は厚く健康な象牙質で囲まれているようにする．
- 窩洞は不必要に拡大しない．
- 遊離エナメル質を残さない．
- 窩洞の側壁が薄いときは咬頭を被覆したり切縁(端)を削除したりする．
- 無髄歯は一般に有髄歯より弱いので，十分な抵抗形態が必要である．
- 窩縁は修復歯の予後と深い関係があるので，とくに慎重に形成する必要がある．

（4）便宜形態（convenience form）
　窩洞形成や修復操作の便宜のために窩洞に付けられた形態を便宜形態という．

＜便宜形態の例＞
- インレー窩洞の外開き：インレー修復では窩洞の印象をとって歯型の上でろう型を抽出したり，鋳造物を窩洞に合着するため多少の外開きが必要である．
- 3級窩洞の便宜形態：隣接面う蝕に対する修復では，隣接歯が邪魔になって適正な窩洞形成や材料の填塞ができにくいことがある．そのような場合は，窩洞を唇(頬)側，または舌側に広げて操作を容易にする．
- 金箔修復窩洞の起始点：金箔の最初の一片を窩洞に付着させるために，窩洞に形成した小窩(ピット)．小さなバー(球形の#1/2)で象牙質内に付ける小窩洞で1窩洞に1〜2箇所付ける(図6-12)．

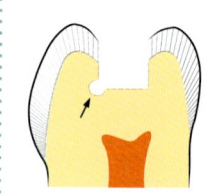

図6-12　金箔修復窩洞の起始点

（5）窩縁形態（marginal form）
　修復後に窩縁の歯質や修復物の辺縁が外力で破壊したり，窩縁と修復物の間に隙間を生じて，辺縁漏洩や二次う蝕を起こしたりしないために窩洞の辺縁部に付ける形態をいう．

①窩縁隅角（図6-13）
　窩縁隅角はエナメル小柱の走行と修復材料の縁端強さによって決まる．縁端強さが大きいほど，窩縁隅角も大きく(鈍)できる．縁端強さの大きいのは金箔や金合金，パラジウム合金などで，逆に小さいのはセメントやポーセレンである．アマルガムやコンポジットレジンはその中間にある．

②窩縁(傾)斜面
　窩縁斜面を付ける目的は次のとおりである．
- エナメル質窩縁の保護
- 辺縁封鎖の改善
- インレー体の収縮や合着時浮き上がりの補正
- 酸エッチング効果の増大

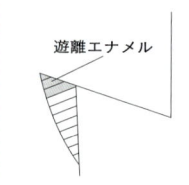

図6-13　誤った窩縁隅角（歯頸部）

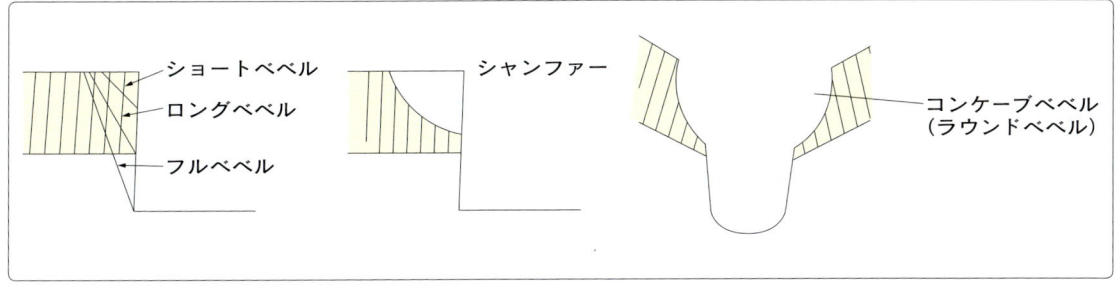

図6-14 窩縁(傾)斜面の種類

③窩縁(傾)斜面の種類
　窩縁斜面の幅，形態はいろいろあり，修復材料によって変える(図6-14)．
(6)窩洞の清掃
　窩洞は感染象牙質を除去し，無菌的にして修復を行わなければならない．窩洞形成後，スリーウェイシリンジで洗浄し，よく乾燥する．

6-2 修復方法の種類

1) 成形修復
　成形修復材料を窩洞に填塞し修復する方法である．
(1)コンポジットレジン修復
　ベースレジンとフィラーを主成分とする光重合型コンポジットレジンを窩洞に填塞して修復する方法．コンポジットレジン自体に歯質接着性はないが，レジン接着システムで処理を行うことによって強固な歯質接着性が得られ，現在の修復法の主流となっている．
　歯質に対する接着処理は2ステップあるいは1ステップで行われる．
＜2ステップ＞
　①セルフエッチングプライマーシステム
　エナメル質，象牙質のエッチングと象牙質のプライミングを一括同時に行い，ついでボンディングすることによって接着を獲得するシステムである．接着性レジンモノマー，HEMA，水，光重合触媒などを含む処理液で処理を行い，水洗せず乾燥した後，同じ接着性レジンモノマーを含むボンディング材を塗布，光重合しコンポジットレジンを歯質と接着させる．
　②セルフプライミングアドヒーシブシステム
　低濃度のリン酸でトータルエッチングし，水洗する．乾燥は余剰水分を除去し，湿潤状態にとどめる**ブロットドライ**(blot dry)を採用したウエットボンディング法が推奨されている．ついでセルフプライミングアドヒーシブを塗布，光重合してコンポジットレジンを歯質と接着させる．
＜1ステップ：オールインワンアドヒーシブシステム＞
　エッチング，プライミング，ボンディングを1つの処理液で1回で行うことで歯質接着を図るシステムである．接着性レジンモノマー，水，光重

コンポジットレジン修復
⇒p.82参照

ブロットドライ
リン酸エッチャントでトータルエッチングを行った後に，エッチャントを水洗するが，完全乾燥せず潤いのある湿潤状態に止める乾燥法．

合触媒，溶媒としてのアセトン，エタノールなどを含む処理液で処理を行いエナメル質，象牙質両者との接着を獲得する．供給形態は1ボトルタイプが主流であるが，1ボトルと特殊ブラシによるタイプなどもある．

（2）アマルガム修復

水銀と他の合金（銀，錫，銅，亜鉛）との化合物であるアマルガムを用いた修復法である．高銅型アマルガムの開発によって耐蝕性や機械的強度などに改良が加えられ，良好な臨床成績が得られるようになった．しかし，従来のアマルガム修復では微少漏洩，修復後辺縁破折，二次う蝕など予後不良事項が生じることがあった．発生原因の一つとしてアマルガムに歯質接着性がないことが挙げられ，アマルガムを填塞前に接着性レジンで裏層する接着アマルガム修復（bonded amalgam restoration）を行うことで歯質とアマルガムの間の微少漏洩を減らすことができるという報告が1986年にJ. Valgaらにより行われた．米国で普及したが，臨床経過観察では従来法と臨床成績に差がなかったとの報告もなされている．現在では水銀による環境汚染やアレルギーが問題化し，日本ではほとんど使用されなくなってきている．水銀に変わる金属の代替材料としてガリウムが用いられ市販されたが広くは普及しなかった．

> アマルガム修復
> ⇒ p.94参照

（3）セメント修復

歯科用セメントにはリン酸亜鉛セメント，カルボキシレートセメント，**グラスアイオノマーセメント**，レジンセメントがあるが永久修復充填用として用いられるのはグラスアイオノマーセメントである．グラスポリアルケノエートセメントともいわれる．粉末はフッ化アルミニウムなどフッ化物を含むアルミノシリケートガラス（alumino-silicate glass）で，液はポリアクリル酸水溶液からなる．粉末中の塩基成分と水中の酸との間に起こる酸‐塩基セメント反応で硬化する．

> グラスアイオノマーセメント
> ⇒ p.76参照

＜レジン添加型グラスアイオノマーセメント＞

審美性，生体適合性，フッ化物徐放性を残したまま感水性や硬化初期の理工学的性質を改善したセメントである．グラスアイオノマーにレジン成分が添加されており，

①光重合系レジンが配合されているタイプ
②化学重合系
③光重合系・化学重合系レジンが配合されているデュアルキュアタイプ
　（dual cure type）

の3タイプがある．

（4）金箔充填

純金箔あるいは海綿状の純金を窩洞に積層，槌打，圧接して填塞し欠損部の形態や機能を回復する修復法である．

現在はほとんど行われていない．

2）インレー修復

窩洞に一致した修復物を窩洞の外で作製し，これを歯科用セメントなどを用いて窩洞に装着し，歯の欠損部の解剖的構造や機能などを回復する修復法である．使用される修復材料によって以下の3つに分けられる．

（1）メタルインレー修復（図6-15）

窩洞形成した歯にワックスで形態を復元し，完成したワックスパターンを埋没材に埋没し，炉の中でワックスを焼却する．そこで生じた空洞に溶融した金属を流し込み，鋳造体を作製する（ロストワックス法）．窩洞に試適後，咬合状態，コンタクトポイント，マージンなどを調整する．その後，仕上げ研磨を行い，歯科用セメントで合着する．

（2）コンポジットレジンインレー修復（図6-16）

窩洞形成後印象採得を行い，作業模型を製作し模型上で専用のコンポジットレジンを用いてインレー体を作製する．光照射して重合，硬化したインレー体を100～120℃で10～15分程度さらに加熱重合する．完成したインレー体を接着性レジンセメントを用いて合着する．

（3）セラミックインレー（ポーセレンインレー）修復（図6-17）

セラミックス（ポーセレン，陶材）で製作されたインレーをいう．現在応用されているのは，以下の3種類である．

① 築盛，焼成法：耐火模型上で陶材を築盛，焼成を繰り返し，最後につや焼きをして完成させる方法．
② 鋳造法：模型上でワックスパターンを製作し，ロストワックス法でガラスあるいはポーセレンブロックを溶解，鋳造し製作する方法．
③ CAD/CAM法：セラミックブロックからCAD/CAMにより削り出しで製作する方法．

3）その他

（1）ホワイトニング（漂白法）

変色歯に対して過酸化水素や過酸化尿素といった漂白用薬剤を用いて色調を変えることをいう．変色歯の漂白には無髄歯の髄腔内から行う方法（walking bleech法）と有髄歯のエナメル質の表面から行う方法とがある．有髄歯の漂白は診療室で歯科医師が行うオフィスブリーチ法と歯科医師の指導の下で患者自身によって行われるホームブリーチ法に分けられる（詳細はchapter11を参照）．

（2）知覚過敏

知覚過敏とは冷温水などによる温度変化，擦過などにより一過性の鋭痛を生じるもので，う蝕や歯の破折などに起因しないものである．

原因は刺激によって象牙細管内の組織液が移動し，神経終末を興奮させることにより疼痛が生じるとする**動水力学説**が支持されている．

治療には知覚過敏抑制剤の塗布，露出象牙質のコーティングあるいは充

インレー修復
⇒ p.96参照

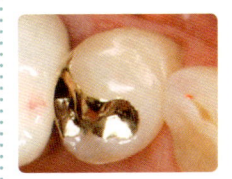

図6-15 ゴールドメタルインレー（下顎左側第一小臼歯）

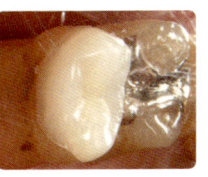

図6-16 コンポジットレジンアンレー（上顎左側第二小臼歯）

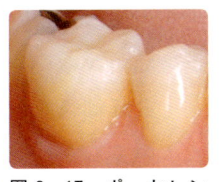

図6-17 ポーセレンインレー（下顎右側第一大臼歯）

ホワイトニング
⇒ p.146参照

動水力学説
⇒ p.17参照

填，歯科用レーザーの応用，抜髄などがある．
  ①知覚過敏抑制剤
   ・象牙細管を封鎖し抑制するタイプ
       象牙質表面に被膜を形成するもの
       象牙細管内に結晶を析出させて封鎖するもの
       表層に被膜，象牙細管内にはタグを形成するもの
   ・象牙細管内の組織液を凝固させ移動を防止するタイプ
   ・知覚鈍麻させるタイプ
  ②露出象牙質のコーティングあるいは充填
   接着性のある歯科材料を用いて露出象牙質をコーティングあるいは充填し，外来刺激を遮断して知覚過敏を止める．
   ・グラスアイオノマーセメント
   ・接着性レジン
   ・高分子被膜
   ・バーニッシュ
  ③歯科用レーザー
   ・He：Ne，Nd：YAG レーザーなど低出力レーザーを直接歯髄神経に作用させる．
   ・Nd：YAG レーザーを墨汁をぬった歯面に照射し象牙質表面を融解し象牙細管を封鎖する．
   ・Er：YAG レーザーや炭酸ガスレーザーで象牙質表面に熱によるタンパク凝固膜を作り細管を封鎖して外来刺激を遮断する．
  ④セルフケア
   患者が自宅で使用する知覚過敏抑制剤である．効果は即効性ではないが長期使用すれば有効に作用することもある．

6-3 修復処置後の不快症状

修復処置後の不快症状としては二次う蝕，修復物の破折，脱落，辺縁の不適合，修復物の摩耗・粗造化，色調不良，知覚過敏，歯髄炎，食片圧入，歯周病，ガルバニー疼痛，味覚異常などが挙げられる．

1）二次う蝕

修復歯の修復物辺縁に近接して再発したう蝕（secondary caries, recurrent caries）を二次う蝕という．修復物の辺縁から発生する辺縁性二次う蝕と修復時のう蝕の取り残しによる再発性う蝕がある．二次う蝕の発生原因は修復物の適合不良，接着不良，辺縁破折などによる**微少漏洩**や口腔清掃不良などである．診断は視診，探針による辺縁部の触診により行い，臼歯隣接面では咬翼法エックス線写真が効果的である．歯髄障害の原因ともなりうるため二次う蝕の予防，防止は重要である．修復処置後に定期検診を欠か

微少漏洩
修復物と窩壁の間に微少な隙間が生じ，細菌，唾液，食物残渣などが侵入し，歯質に浸透する現象のこと．

さず，継続的にカリエス評価を行い，プラークコントロールを徹底させ，必要に応じてフッ化物の応用を行う．

2）修復物の破折

修復物の破折は不適切な抵抗形態の窩洞の場合に起こることが多い．すなわち深さや幅が十分でない窩洞，遊離エナメル質や菲薄な歯質が存在する場合などに起こりやすい．修復物の経時的な劣化による破折もありうるが，ほとんどの場合抵抗形態の不備や過剰な咬合力が加わる部位での使用など適応症の選択の誤りが原因となる．とくにコンポジットレジンインレー，ポーセレンインレー，ラミネートベニアではメインテナンス時に注意が必要である．

3）修復物の脱落

インレー修復では合着セメントの溶解，不適切な保持形態，二次う蝕などにより脱落しやすく，コンポジットレジン修復ではくさび状欠損窩洞，根面う蝕窩洞，5級窩洞で脱落が多い．これは歯冠に加えられる荷重に対する応力が歯頸部に集中するため，ブラキシズムや歯の高度な**摩耗**の有無を検査して問題があれば咬合調整で咬合負担の軽減を図る必要がある．

摩耗
⇒ p.18参照

4）辺縁の不適合

インレーの場合は辺縁の不適合によって辺縁の微少漏洩からセメントが徐々に溶解し修復物が脱落したり二次う蝕が発生する．コンポジットレジン修復の場合は過剰填塞（オーバーフィリング）部の破折であれば研磨によって適合を回復する．辺縁破折や摩耗による場合は不適合部を再形成して補修修復する．修復前に咬合状態をよく確認し，適切な窩洞外形を設定することが大切である．グラスアイオノマーセメント修復では縁端強さが低いのでバットジョイントに窩洞を形成し填塞に際しては感水を避ける必要がある．

5）修復物の摩耗・粗造化

コンポジットレジン修復においてはベースレジンの摩耗により表面の粗造化，光沢の消失，着色などが発生する．また隣接面部において粗造化によるプラークの蓄積，二次う蝕や接触点の摩耗による食片圧入や歯周病が起こりうる．グラスアイオノマーセメント修復では不適切なブラッシングによる摩耗が生じ易い．著しい摩耗が認められる場合は補修修復を行う．コンポジットレジンインレー，ポーセレンインレー修復では接着用レジンセメントの摩耗によるクレビス（溝）形成が認められ，セメントラインに着色を生じることがある．

6）色調不良

コンポジットレジンやグラスアイオノマーの色調不良には辺縁部の褐線，表面の着色，変色などがある．褐線は過剰填塞部が微小破折を起こしステップを生じ，着色したり，不適切な接着操作や，接着強さ不足により接着不良が生じギャップが発生しそこに着色したりして起こる．いずれも長期間経過後に発生することが多い．適切な術式で接着操作を行い，形態修正，研磨を注意深く行う必要がある．オーバーフィリングによって発生した場合には形態修正および研磨を行う．接着不良によって発生した場合には窩縁部に隙間があり窩壁内部まで着色が浸透していることが多いので再修復を行う．

着色はベースレジンの摩耗，粗造化した表面への外来色素の沈着，変色はコンポジットレジンの吸水により起こる．しかし，最近のハイブリッド型やMFR型コンポジットレジンでは物性の改善により以前より減少している．必要に応じて再研磨あるいは表面の再修復を行う．

グラスアイオノマーセメントは硬化初期時に感水すると修復物が白濁し物性が劣化する．レジン添加型グラスアイオノマーは光照射により即時に硬化するため感水する危険性は減少したものの注意深く修復操作を行う必要がある．白濁が認められた場合は再修復を行う．

鋳造修復物の色調不良には腐蝕，変色がある．高カラット金合金では変色は少ないが，銀合金や低カラットの金合金では表面の光沢が失われ，黒色に変色することがある．変色が認められた場合は再研磨する．

7）知覚過敏，歯髄炎

修復処置後生じる冷水痛などが知覚過敏である．原因は窩洞形成時の刺激，酸処理による刺激，リン酸セメント合着の際生じる刺激などがある．1〜3か月後には自然に消失することが多い．長期的には合着セメント溶解による辺縁漏洩やコンポジットレジン修復での接着性不良による微少漏洩により知覚過敏を生じることがある．防止するためには窩洞形成は注水下で行い，窩洞が歯髄に近接している場合は覆髄や裏層を行い，適切な接着，修復操作を行う．インレー修復においては窩洞形成後にテンポラリーインレーあるいは仮封材で必ず仮封を行い歯髄保護に努める．症状によって歯髄炎の鑑別診断を行い，必要に応じた処置をとる．

知覚過敏
⇒ p.16参照

8）食片圧入

咬合圧により咬合面側から歯間に圧入される垂直性食片圧入と舌や頰粘膜の作用で頰舌側から圧入される水平性食片圧入がある．天然歯の接触点間距離を超えると垂直性食片圧入が起こりやすくなり，接触点が摩耗した場合や歯周病などで修復歯に動揺が生じた場合に起こる．それ以外に辺縁隆線の不揃い，プランジャーカスプ（図6-18），歯間鼓形空隙の形態不良

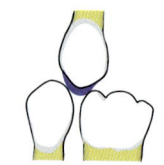

図6-18 プランジャーカスプ（くさび状咬頭）
V字状にとがった形態の咬頭．

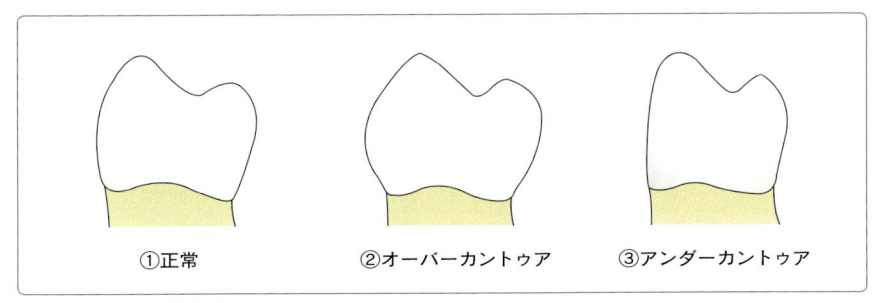

図 6-19 歯冠豊隆度（カントゥア）

①正常　②オーバーカントゥア　③アンダーカントゥア

の場合などにも起こる．食片圧入は二次う蝕や歯周病を誘発，悪化させるのでメインテナンス時に十分な検査を行い，対策を講ずる必要がある．

9）歯周病

歯周病予防のためプラークコントロールは極めて重要である．修復物辺縁が不適合で歯質との間にステップが認められる場合にはプラークが沈着し歯周病を誘発しやすい．不適合を改善するために再修復を行う必要がある．また修復物の形態は歯周病の誘発と関係が深く，**歯冠豊隆度（カントゥア）**（図 6-19）が大きすぎる場合には食物が付着歯肉の方向に流れてしまい，歯肉辺縁の清掃が行われなくなる．逆に小さすぎる場合には食物が辺縁歯肉に直接当たり歯肉に損傷を与える．メインテナンス時に修復物辺縁，プラークコントロールおよび形態の影響のチェックを行う．

10）ガルバニー疼痛

異種金属との接触により唾液を電解質として金属間に電位差が生じガルバニー電流が流れる．この電流によって歯髄に疼痛が発現することをいう．修復時に同種金属あるいは電気不良導体で修復すれば防止することができる．経過観察で症状は収まることが多いが，疼痛が著しい場合は除去，再修復を行う．

11）味覚異常

メタルインレーやアマルガム修復後に金属味を感じることがある．異種金属との接触によるガルバニー電流が生じた場合に感じることが多いといわれている．通常，経過観察で収まることが多いが必要に応じてコンポジットレジンやポーセレンで再修復する．

6-4　修復処置後のメインテナンス

1）リコール

修復処置後の不快症状を生じさせず，健康を維持するためには定期的にリコールして経過を観察し疾患の予防に対する動機づけを行う必要がある．

> **カントゥア**
> 歯冠形態の外形のこと．歯冠の軸面形態とくに頰舌側の豊隆形態を指すことが多い．

治療完了時にリコール再来院の日時を約束し，患者を再来院させ，検査を行う．自己管理の評価と再指導を行い，必要に応じて治療を行う．患者の年齢，カリエスリスク，理解度，協力度，リコールの回数などにより異なるが，一般的には3～6か月あるいは1年間隔で行う．

(1) 検査，評価，指導

　患者が再来院したら自身の健康管理状況，全身健康状態の変化，口腔内症状の有無を問診により調べる．ついで修復歯および歯周組織における不快症状の出現の有無を検査する．さらに修復歯以外の他の歯に新たなう蝕，歯周病，顎関節症の発生の有無，咬合状態の変化など一口腔単位で検査，評価を行い，管理する．

　良好な臨床予後成績を得るためには患者の協力が必要不可欠である．患者に口腔内および修復歯の健康管理法について説明して理解させる．疾患の早期発見，治療が侵襲や苦痛を最小のものとし，患者の時間的，経済的負担を軽減させることを理解させる．

　う蝕検査，歯周組織検査，エックス線写真，研究用模型，口腔内写真などを示し，理解しやすい平易な言葉でその内容を患者に説明する．指導は口腔清掃がメインとなるがフッ化物の応用(洗口，歯磨剤)，生活習慣の改善などに関する指導も行う必要がある．とくに歯ブラシを使用した刷掃指導はう蝕予防だけでなく歯周病の予防を目的とした指導を行うが，歯ブラシを不適切に使用するとくさび状欠損や修復物の摩耗，歯肉退縮や擦過傷の原因ともなり得るので，適切な指導が必要である．さらに，歯間ブラシやデンタルフロスなどの補助的清掃器具を併用した個々の患者に適した刷掃法を指導する．

(2) プロフェッショナルケア

　術後管理の方法としては患者自身による自己管理のホームケア(セルフケア)と歯科医師，歯科衛生士などの専門家によるプロフェッショナルケアがある．

　ホームケア(セルフケア)にはどうしても限界があり，これをプロフェッショナルケアで補完する．修復物，歯，歯周組織を対象とした超音波スケーラー，ハンドスケーラー，フロス，電動式の歯面清掃器による歯面清掃を専門的歯面清掃(PTC：Professional tooth cleaning)という．PTCではホームケアでは除去できない歯垢，歯石，着色を除去し必要に応じてフッ化物塗布を行う．他に不快事項などの出現あるいはその兆候がみられれば適切な処置を施し健康を維持することが必要である．

参考文献

1）土谷裕彦，片山伊九右衛門，和久本貞雄（編）. 歯科衛生士教育マニュアル 新編保存修復. 東京：クインテッセンス出版，2007；11-20.
2）総山孝雄，細田裕康，和久本貞雄. 新編窩洞形成法. 京都：永末書店，1984.
3）藤井弁次，片山伊九右衛門. Operative Dentistry. 東京：日本医事新報社，1981.
4）平井義人，寺中敏夫，寺下正道，千田　彰. 保存修復学 第5版. 東京：医歯薬出版，2007.
5）田上順次，千田　彰，奈良陽一郎，桃井保子. 第四版 保存修復学21. 京都：永末書店，2011.

復習しよう！

1 ブラックの2級窩洞はどれか.
a 大臼歯の隣接面窩洞
b 小臼歯の咬合面窩洞
c 前歯の根面う蝕窩洞
d 犬歯の歯頸部1/3にある窩洞

2 審美性修復はどれか. 2つ選べ.
a メタルインレー修復
b ポーセレンインレー修復
c コンポジットレジン修復
d アマルガム修復

3 関連を有する組合せはどれか. 2つ選べ.
a 予防拡大―二次う蝕
b 抵抗形態―咬頭被覆
c 保持形態―起始点
d 便宜形態―不潔域

〈解答〉
1：a
2：b, c
3：a, b

chapter 7 成形修復

学習目標
- □ グラスアイオノマーセメント修復の特徴を説明できる．
- □ グラスアイオノマーセメント修復の適応症と禁忌症を説明できる．
- □ グラスアイオノマーセメントの取り扱いを説明できる．
- □ グラスアイオノマーセメント修復の臨床術式と補助を説明できる．
- □ コンポジットレジン修復の特徴を説明できる．
- □ コンポジットレジン修復の歯質に対する接着について説明できる．
- □ 種々の接着システムの取り扱いについて説明できる．
- □ コンポジットレジン修復の臨床術式と補助について説明できる．

7-1 グラスアイオノマーセメント修復

1）グラスアイオノマーセメントの特徴

　グラスアイオノマーセメントは成形修復に用いることができる唯一のセメントである．粉末と液を練和してペースト状のセメントを窩洞に充填，硬化させる．歯冠色の審美材料で，歯質や金属に対して無処理で接着する（自己接着能）．修復後にフッ素イオンを徐々に放出する（フッ素徐放性）ので二次う蝕抑制効果を有する．

　フッ素徐放量は経時的に減少するが，フッ化物を含む洗口剤や歯磨剤を使用するとフッ素がセメント内にふたたび取り込まれ（リチャージ），フッ素の徐放が継続する．

＜長所＞
- う蝕予防効果がある．
- 歯質，非貴金属に対して無処理で接着性を有する．
- 歯冠色で審美性修復材料である．
- 熱膨張率が歯質に近い．
- 熱や電気の不良導体である．
- フッ素徐放性を有する．
- フッ素をリチャージする．

＜短所＞
- 一次硬化中は水との接触で硬化阻害が生じ白濁する（**感水**）．
- 硬化後は乾燥するとひび割れが生ずる．
- コンポジットレジンよりも強度が小さい．
- コンポジットレジンよりも色調が少ない．

2）グラスアイオノマーセメントの分類

　グラスアイオノマーセメントには，従来型とレジン添加型とがある．レジン添加型は従来型にレジン成分を添加した材料で，従来型の欠点である感水性が大幅に改善された．その反面，無処理での歯質への接着は期待で

感水
初期硬化の時期に水分がセメントに触れると硬化阻害が生ずる．これを感水という．感水が生ずるとセメントの物性は低下し，白濁し審美性が低下する．感水を防止するために充填直後にバーニッシュを塗布する．

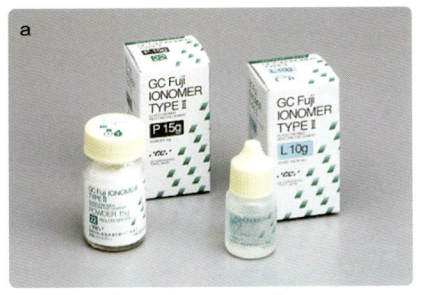

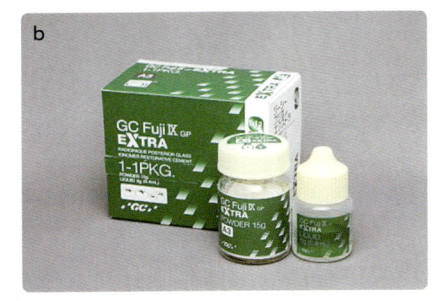

図7-1 従来型グラスアイオノマーセメント
a：フジアイオノマータイプⅡ．b：フジIX GP エクストラ（高強度型）

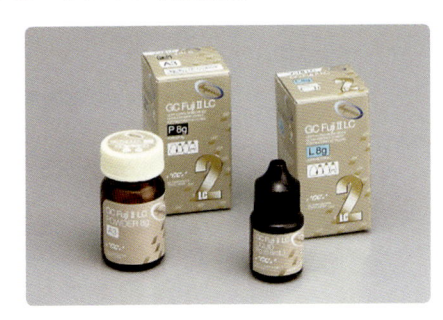

図7-2 レジン添加型グラスアイオノマーセメント（フジⅡ LC）

きず，**ポリアクリル酸**による歯面前処理が必要である．フッ素の徐放量は従来型よりも少ない．

(1) 従来型グラスアイオノマーセメント（図7-1）

＜成分＞
　粉末：フッ化アルミノシリケートガラス
　液　：ポリカルボン酸，酒石酸，水
　硬化：酸 - 塩基反応で硬化する．

＜歯質接着性＞
　・歯質や非貴金属に無処理で接着する（自己接着能）．
　・ポリアクリル酸で歯面を前処理すると接着性が向上する．

(2) レジン添加型グラスアイオノマーセメント（図7-2）

＜成分＞
　粉末：フッ化アルミノシリケートガラス
　　　　（レジン成分の）重合促進剤
　液　：ポリカルボン酸水溶液，酒石酸，水
　　　　メタクリレートモノマー（レジン成分）
　　　　（レジン成分の）重合開始剤
　硬化：セメントの酸 - 塩基反応とレジン成分の重合反応で硬化する．

＜歯質接着性＞
　・歯面無処理での接着性は従来型より低い．
　・ポリアクリル酸での歯面の前処理が必須である．

> **ポリアクリル酸**
> カルボキシル基（−COOH）を有するアクリル酸がつながった有機酸のこと．

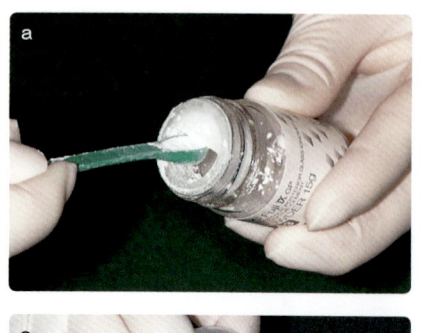

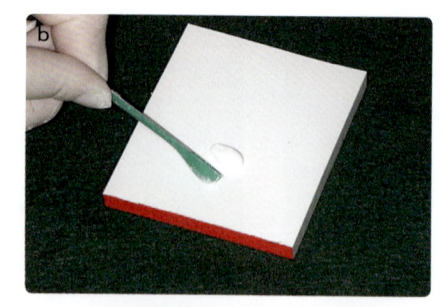

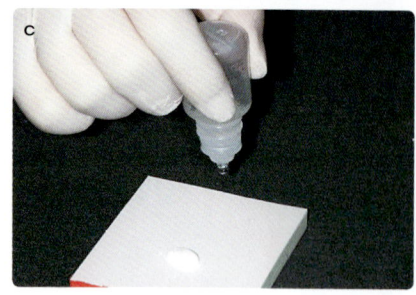

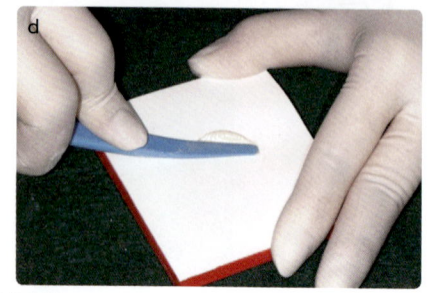

図7-3　グラスアイオノマーセメントの練和方法

(3) グラスアイオノマーセメントの練和方法(図7-3)
- 粉末を先に計量し，練和直前に液を計量する．
- 粉末容器を振って粉末をほぐす．
- 計量器で粉末を計量し，紙練板上に取る．
- 液容器を斜めにせず垂直に保持して1滴ずつ区切って計量する．
- プラスチックスパチュラと紙練板を用いて練和する．
- 練和時の液の追加は不可である．

(4) 従来型グラスアイオノマーセメントの硬化反応(図7-4)

①一次硬化(初期硬化)：練和開始から約5分間

　粉末と液を練和するとポリカルボン酸が粉末と反応し，金属イオンが溶出する．まずイオン化傾向の高いカルシウムイオン(Ca^{2+})が溶出する．このカルシウムイオンがポリカルボン酸のカルボキシル基(-COOH)と反応し**架橋**し，硬化する．このカルシウムによる硬化反応を一次硬化(初期硬化)という．

②二次硬化(最終硬化)：練和から約24時間

　一次硬化に続いてアルミニウムイオン(Al^{3+})が溶出し，さらにカルボキシル基(-COOH)を架橋して硬化する．このアルミニウムイオンによる硬化を二次硬化という．

3) グラスアイオノマーセメント修復の適応症と禁忌症

　グラスアイオノマーセメント修復ではフッ素徐放性によるう蝕予防効果と歯質接着性を活かした症例選択が重要である．プラークコントロールが

架橋
直鎖状の高分子と高分子との間を結合すること．

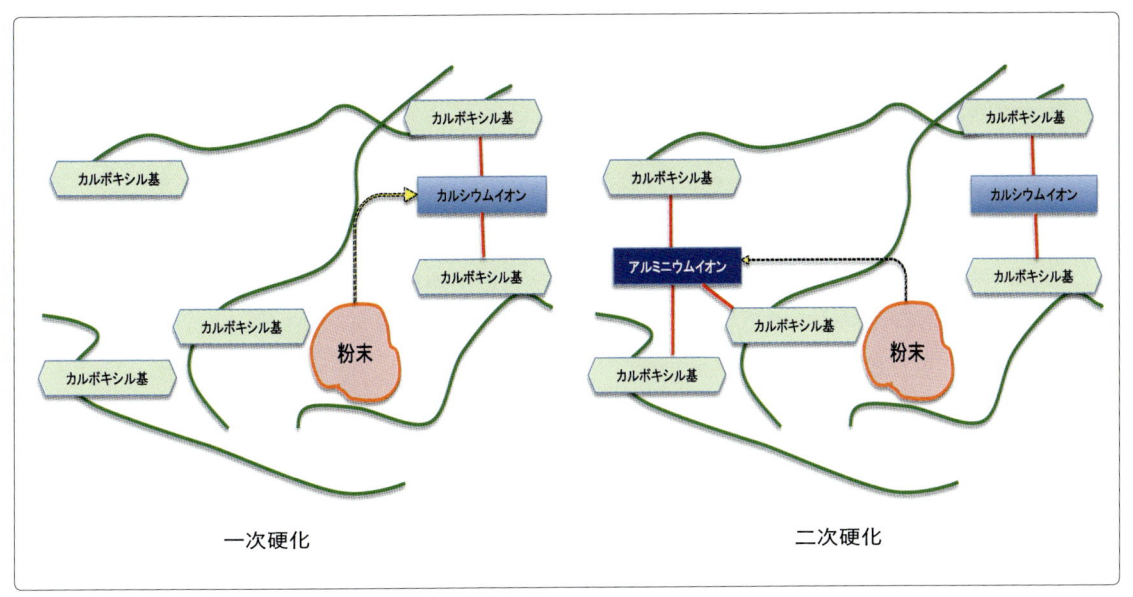

図7-4 グラスアイオノマーセメントの硬化（赤：粉末，緑：液成分）

困難な症例や根面う蝕などがこれに該当する．
　ただし，コンポジットレジンよりも機械的強度や審美性が低いことを考慮する必要がある．
＜適応症＞
　・根面う蝕
　・3級窩洞
　・5級窩洞
　・プラークコントロールが確立されていない症例
　・トンネル修復（図7-5）の隣接面部
　・ART（Atraumatic Restorative Treatment：非侵襲的修復技法）
＜禁忌症＞
　・口呼吸患者の頰面，唇面（従来型）

4）グラスアイオノマーセメント修復の臨床術式と補助（図7-6）

（1）前準備（口腔衛生指導，歯面の清掃）（図7-6②）
　修復前にプラークコントロールを確立し歯面沈着物を除去する．
（2）咬合検査
　形成前に咬合紙を用いて対合歯との咬合接触状態を確認する．咬合接触部位への窩縁の設定は避ける．
（3）除痛法
　必要に応じて浸潤麻酔を施す．

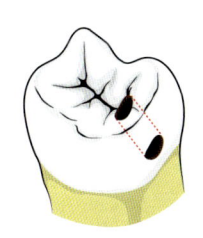

図7-5 トンネル修復
隣接面う蝕で辺縁隆線を保存して近心あるいは遠心小窩からトンネルを形成しながら窩洞を形成し，隣接面部はグラスアイオノマー，咬合面部はコンポジットレジンで接合修復する方法．

ART
発展途上国など設備が十分でない環境下で行う修復方法としてWHOが推奨する修復方法である．回転切削器具は使用せずに手用切削器具でう蝕を除去し，高強度従来型グラスアイオノマーセメントを充填する方法．

（4）窩洞形成（図7-5③，④）と感染歯質の染色と除去（図7-6⑤〜⑦）

タービンにダイヤモンドポイントを装着して注水下でう窩の開拡を行う．エナメル質窩縁にはベベル（窩縁斜面）は付与しない．

う蝕検知液を滴下後に水洗，乾燥して赤色に染色された感染歯質をラウンドバーで削除する．

（5）シェードテイキング（色調選択）（図7-6⑧）

修復歯，隣在歯や反対側同名歯と調和する色調を選択する．シェードガイド（色見本）を歯に近づけて選択する．窩洞形成前に行うのが望ましいが形成後に行うこともある．

＜シェードテイキング時の注意点＞
- ユニットライトは消灯して自然光のもとで行う．
- 歯の表面を濡らした状態で行う．
- 短時間で行う．

（6）防湿

ラバーダム防湿や，ロールワッテやガーゼを用いた簡易防湿を行い窩洞が唾液などで汚染されるのを防ぐ．窩洞が汚染されると接着性が低下する．

（7）歯面処理

ポリアクリル酸で歯面を処理した後に水洗，乾燥する．従来型では省略することもあるがレジン添加型では必須である．エッチングまたはコンディショニングと呼ぶ．

（8）セメントの練和（図7-6⑨）

プラスチックスパチュラと紙練板を用いて練和する．

セメントの練和
⇒ p.78参照

（9）セメントの充填（図7-6⑩，⑪）

練和したセメント泥をレジン充填器にて窩洞に充填し形態を付与する．5級窩洞ではサービカルマトリックス，2，3，4級窩洞では隔壁（図7-18, 19参照）を使用する．

（10）光照射

レジン添加型の場合のみ行う，従来型では不要．

（11）バーニッシュ塗布（図7-6⑫）

充填後にバーニッシュを塗布してセメントへの水分の接触を避け，感水を防止する．

（12）形態修正，咬合調整，仕上げ研磨（図7-6⑬）

一次硬化が完了する5分経過後に余剰部の除去，形態修正，咬合調整を行う．咬合調整は咬合紙を咬合させて接触部位を歯に印記して早期接触部位を削除する．

隣接面部の形態修正，仕上げ研磨は，スチールストリップスや研磨用セルロイドストリップス（図7-24参照）を用いる．二次硬化が終了する翌日以降に最終研磨を行う．

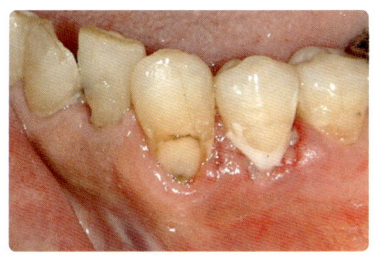

chapter 7　成形修復

①口腔清掃不良症例 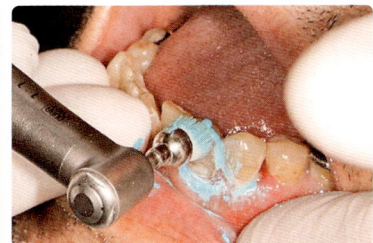　　②歯面研磨 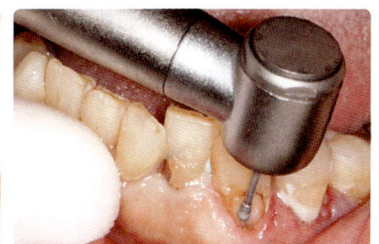　　③修復物の除去

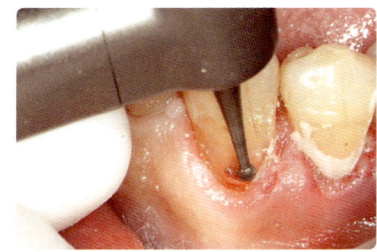

④窩洞形成 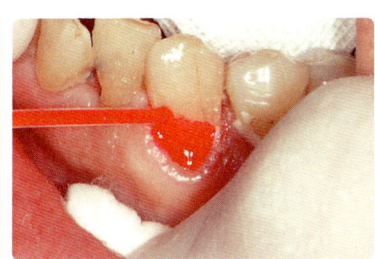　　⑤う蝕検知液で染色 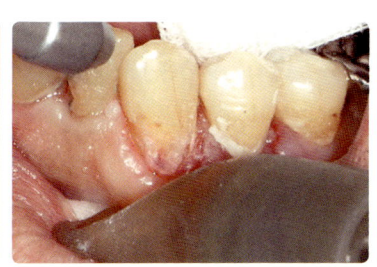　　⑥水洗，乾燥

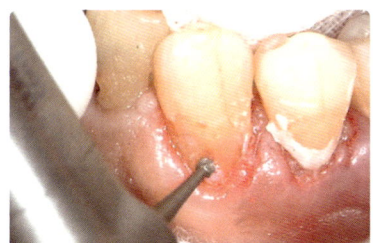

⑦着色部を除去 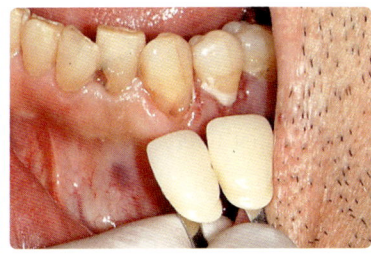　　⑧色調選択 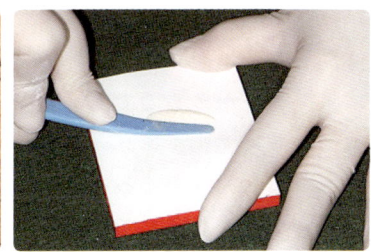　　⑨セメント練和

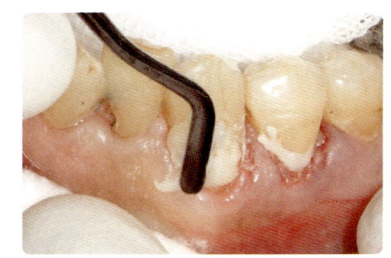

⑩窩洞への填入 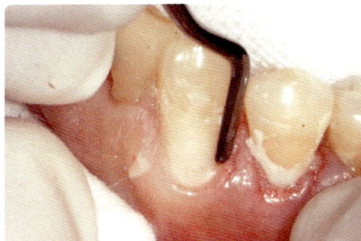　　⑪形態付与 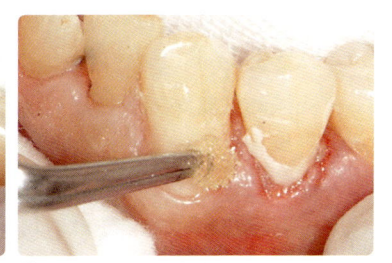　　⑫バーニッシュ塗布

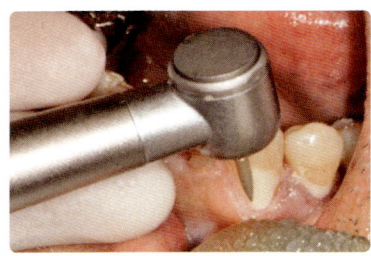

図7-6　グラスアイオノマーセメント修復の術式　　⑬形態修正，研磨　　⑭完成

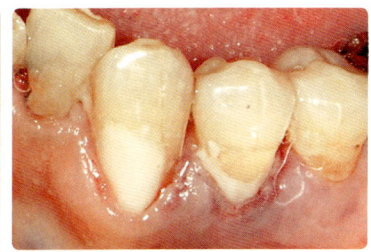

形態修正，仕上げ研磨には以下の方法がある．
＜マイクロモーター使用＞（図 7 - 23参照）
- カーボランダムポイント
- ホワイトポイント
- シリコーンポイント

＜タービン使用＞（図 7 - 23参照）
- ダイヤモンドポイント ff

7-2　コンポジットレジン修復

1）コンポジットレジンの特徴

　コンポジット（複合）レジンとはレジン（合成樹脂）とフィラーとが複合した材料である．ペースト状のコンポジットレジンを窩洞に充填し，形態を整えて硬化させる成形修復法である．1964年にアメリカではじめて製品化され，その後も機械的物性の改善，接着性の向上，光を照射して硬化させる光重合様式が開発されたことで飛躍的に使用されるようになった．これに伴いアマルガム修復が激減し，現在，成形修復の主流の治療方法となった．

＜長所＞
- 接着性があるので歯質削除量が少ない．
  ⇒ミニマルインターベンション（Minimal Intervention：MI）の概念
- 豊富な色調がそろっていて歯の色で審美的に修復できる．
- 修復操作が容易で1回の診療で完了する．
- 化学的に安定しているので酸や唾液に溶解されにくい．
- 不良導体なので熱や電気刺激を伝えにくい．
- 補修修復（修理）が容易である．
  ⇒ミニマルインターベンションの概念
- 機械的強度が歯質に近い．

＜短所＞
- 硬化（重合）時に収縮する（重合収縮）．
- 金属修復物や陶材よりも機械的強度が劣る．
- 充填後にわずかに吸水する．

2）コンポジットレジンの構成

（1）マトリックスレジン（別名：ベースレジン）
　主成分：bis-GMA，UDMA ほか
　希釈剤：TEGDMA，EDMA ほか
　主成分は粘性が高いので希釈剤で粘性を調整している．

（2）フィラー
　石英，アルミノシリケートガラス，コロイダルシリカなどがフィラーと

> ミニマルインターベンション
> ⇒p.14参照

図7-7 フィラーの役割

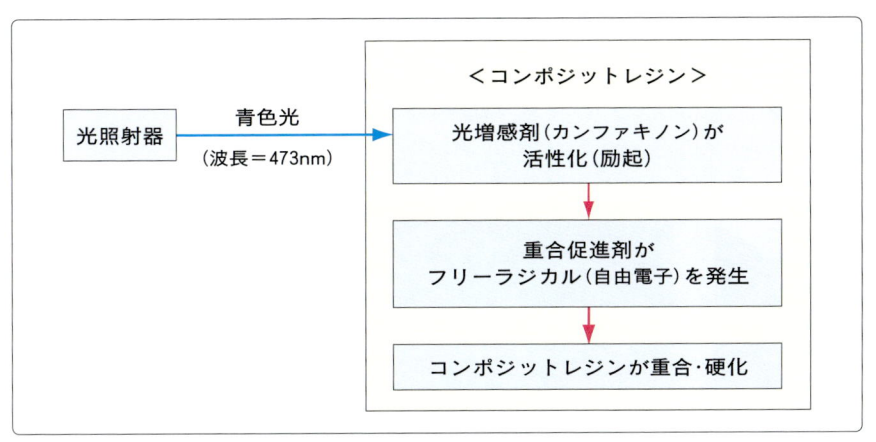

図7-8 光重合型コンポジットレジンの硬化

して用いられる．フィラーの形態には不定形や球状のタイプがある．フィラーとマトリックスレジンとの結合のためにフィラー表面はシランカップリング処理が施されている（図7-7）．
（3）重合開始剤＋重合促進剤
　化学重合型：過酸化ベンゾイル（BPO）＋3級アミン
　光重合型　：カンファキノン＋ジメチルアミノエチルメタクリレート
・光重合型コンポジットレジンの硬化（図7-8）
　青色光（波長473nm）をコンポジットレジンに照射すると重合開始剤であるカンファキノンが活性化（励起）され，重合促進剤のジメチルアミノエチルメタクリレートがフリーラジカル（自由電子）を生ずる．これがベースレジンのC＝C二重結合を開裂して重合・硬化する．
（4）その他の成分
　重合禁止剤：容器内でのレジンの自然硬化を防止する．
　酸化防止剤：成分の変性を防止する．
　色　　素：種々の色調を表現する．

〈フロアブルコンポジットレジン〉（図7-9, 10）
　フロアブルコンポジットレジンは，フィラーの含有量を減らし，希釈剤を多く配合して流動性を良くしたコンポジットレジンである．流動性を高めたことで窩洞への適合性と細部への充填性が向上した．

重合
（レジンの場合）C＝Cの二重結合が開裂してつながる反応のこと．

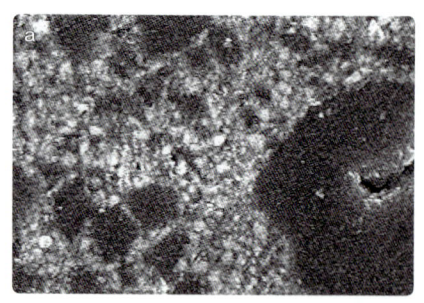

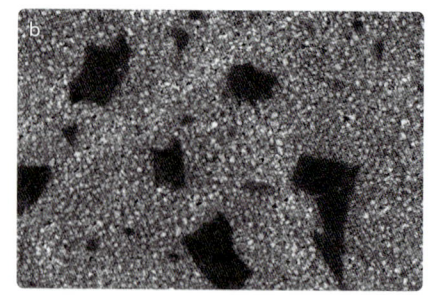

図7-9　コンポジットレジンの走査型電子顕微鏡像
a：ハイブリッドタイプ，b：フロアブルタイプ．黒い粒子と白い粒子の部分がフィラーで，それ以外の部分がマトリックスレジン．フロアブルタイプはハイブリッドタイプよりもフィラーの量が少ない．

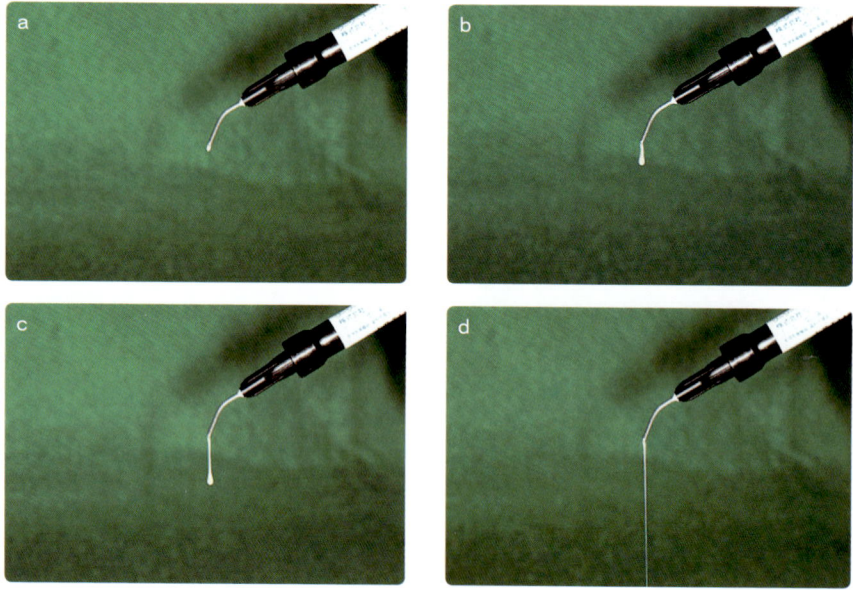

図7-10　フロアブルコンポジットレジンの流動性

3）コンポジットレジンの製品形態と充填方法

（1）シリンジタイプ（図7-11）
　シリンジを時計方向に回転させるとコンポジットレジンが押し出される．回転を止めてもしばらく押し出されるので，すみやかに逆方向に回す．押し出されたコンポジットレジンを紙練板上に取りレジン充填器で充填する．介助者は乾燥ガーゼで器具についたコンポジットレジンを拭き取る．

（2）ダイレクトアプリケーションシリンジタイプ（図7-12）
　先端のノズルから直接窩洞に充填し，充填器や探針を用いて成形する．フロアブルコンポジットレジンはこのタイプの製品が多い．

（3）コンピュールタイプ（図7-13）
　専用のガンにコンピュールを装着して直接窩洞に充填する．

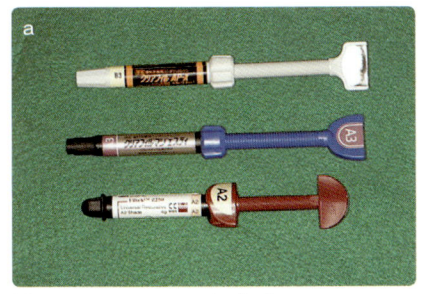

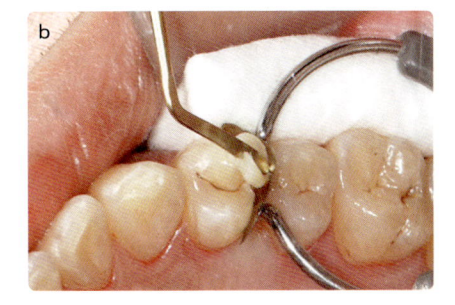

図7-11　シリンジタイプ

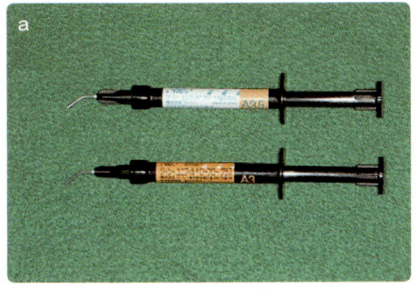

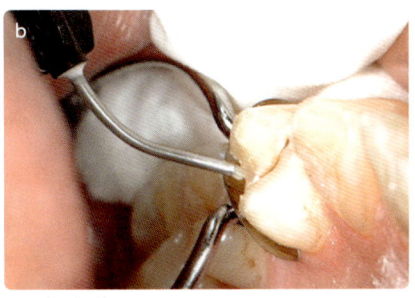

図7-12　ダイレクトアプリケーションシリンジタイプ

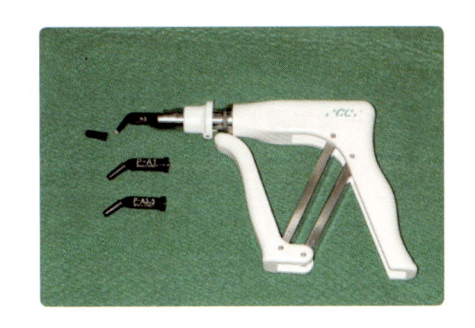

図7-13　コンピュールタイプ

4）コンポジットレジン修復の適応症と禁忌症

　コンポジットレジン修復の症例選択に際しては，審美性，歯質接着性，機械的強度を考慮して選択する．保存可能な歯はほぼ適応症である．しかし，機械的強度は金属修復物や陶材よりも低いこと，審美性は陶材よりも低いことを考慮する必要がある．

＜適応症＞
- 1〜5級う蝕
- くさび状欠損
- 根面う蝕
- 歯冠破折歯
- 咬耗歯
- 摩耗歯

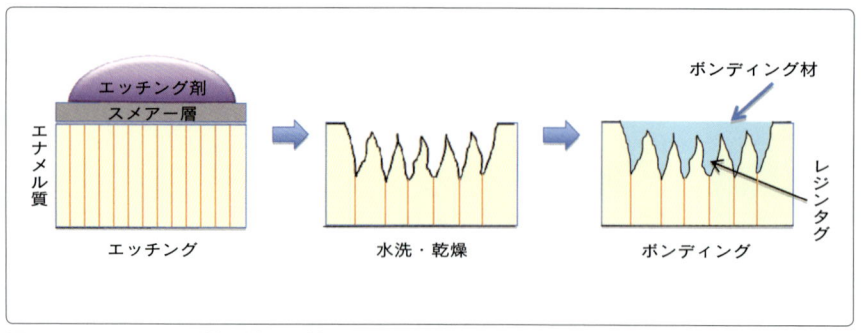

図7-14 エナメル質に対する接着

- 酸蝕症
- 直接法レジンラミネートベニア修復
- 補修修復

＜禁忌症＞
- レジンアレルギー患者
- 歯肉縁下などで防湿が困難な症例

5）歯質との接着について

（1）エナメル質との接着（図7-14）

切削した歯質表面は**スメアー層**で覆われている．リン酸水溶液を用いて**エッチング**（酸処理）を行うとスメアー層が除去され，エナメル質が脱灰されて微細な凹凸が形成される．それによって表面が極性化され，ぬれ性が向上する．

ボンディング材を塗布するとエッチングで生じた凹凸にボンディング材が浸透・硬化してレジンタグを形成してエナメル質との接着が得られる．

（2）象牙質に対する接着（3ステップシステム：図7-15）

①エッチング

切削した象牙質表面はスメアー層で覆われている．エッチング材で処理すると表層のスメアー層が除去され，象牙質表面が脱灰されてカルシウムなどの無機質が溶出する．エッチング後の象牙質表面はコラーゲン線維がカーペットのように残り，水洗後の乾燥で収縮が生じてレジン成分の浸透を妨げる．

②プライミング

エッチング後の象牙質をプライマーで処理すると収縮したコラーゲン線維が膨潤し，レジン成分が浸透しやすくなる．

③ボンディング

プライミング後の歯面にボンディング材を塗布するとコラーゲン線維間に浸透・硬化して，**ハイブリッド層**（樹脂含浸層）を形成して接着する．

スメアー層
切削した歯質の表面に付着する切削片の層のこと．

エッチング
酸で処理すること．

ハイブリッド層
脱灰した象牙質にレジン成分が浸透，硬化した層のこと．

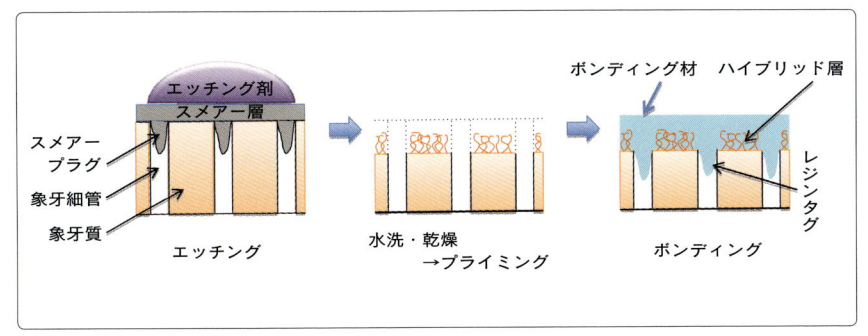

図7-15 象牙質に対する接着

（3）各種接着システム

接着システムには処理が3段階の3ステップシステム，2段階の2ステップシステム（セルフエッチングプライマーシステム，セルフプライミングアドヒーシブシステム），1段階の1ステップシステムがある．3ステップシステムは，エッチング，プライミング，ボンディングの順で処理する．2ステップシステムのうちセルフエッチングプライマーシステムは，セルフエッチングプライマーを用いてエッチングとプライミングを同時に行い，その後ボンディングを行う．もう1つのセルフプライミングアドヒーシブシステムはリン酸でエッチング，水洗後，完全に乾燥せず湿潤状態にとどめる**ブロットドライ**を行い，脱灰後の水を含んだコラーゲン層にプライミング，ボンディングを行う．

1ステップシステムは，エッチング，プライミング，ボンディングを1回の処理で行うことができる．それぞれのシステムの構成と成分を**表7-1**に，操作手順を**図7-16**に示した．

ブロットドライ
⇒ p.67参照

表7-1 ボンディングシステムの構成と成分

システム	構成	成分
3ステップシステム	エッチング材	リン酸，水
	プライマー	**HEMA**，水
	ボンディング材	接着性モノマー，ジメタクリレート，HEMA
2ステップ ①セルフエッチングプライマーシステム	セルフエッチングプライマー	接着性モノマー，HEMA，ジメタクリレート，水
	ボンディング材	接着性モノマー，ジメタクリレート，HEMA
②セルフプライミングアドヒーシブシステム	エッチング材	リン酸，水
	プライミングボンディング材	接着性モノマー，HEMA，ポリカルボン酸共重合体，エタノール，アセトン
1ステップシステム	セルフエッチングプライミングボンディング材	接着性モノマー，HEMA，ジメタクリレート，水

HEMA
ハイドロキシエチルメタクリレートのこと．コラーゲンを膨潤させ接着性を向上する．

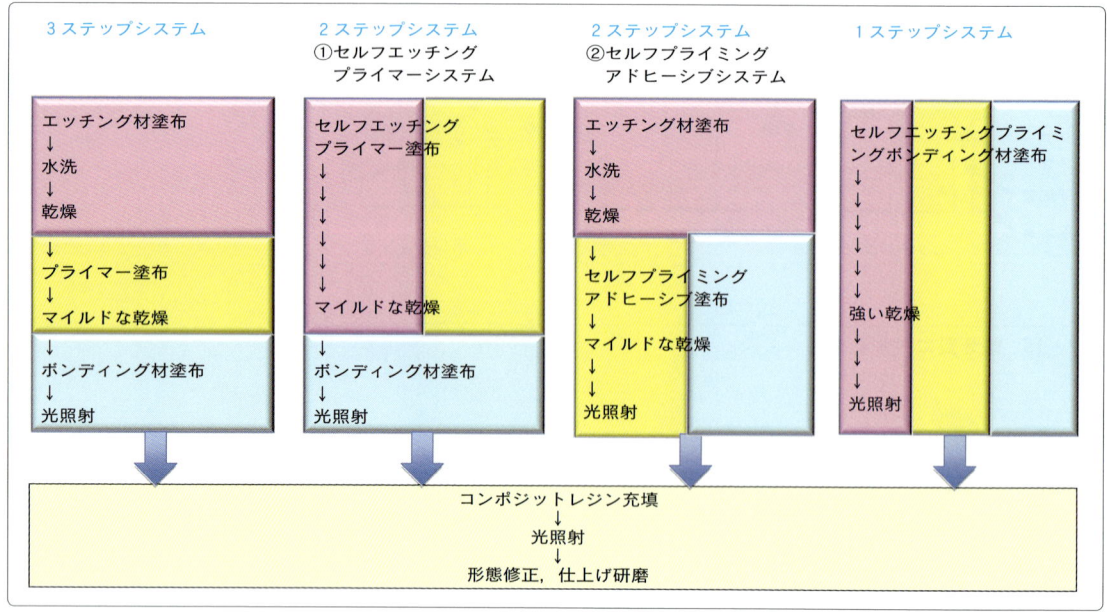

図7-16　各種ボンディングシステムの操作手順

6）コンポジットレジン修復の臨床術式と補助

　セルフエッチングボンディングシステムを用いたコンポジットレジン修復の手順を説明する．

（1）前準備（口腔衛生指導，歯面の清掃）（図7-25②参照）

　修復前にプラークコントロールを確立し歯面沈着物を除去する．

（2）咬合検査

　形成前に咬合紙を用いて対合歯との接触状態を確認する．接触部位への窩縁の設定は避ける．

（3）シェードテイキング（色調選択）（図7-25③参照）

　シェードガイド（色見本）を歯に近づけて修復歯，隣在歯や反対側同名歯と調和する色調を選択する．ユニットライトを消灯して自然光のもとで，歯を濡らした状態で短時間で選択する．

＜シェードテイキング時の注意点＞
- 形成前に行うのが望ましい．
- 自然光のもとで行う．
- 歯の表面を濡らした状態で行う．
- 短時間で行う．

（4）除痛法

　必要に応じて浸潤麻酔を施す．

（5）防湿

　ラバーダム防湿やロールワッテ，ガーゼを用いて簡易防湿を行い窩洞が唾液などで汚染されるのを防ぐ．窩洞が汚染されると接着性が低下する．

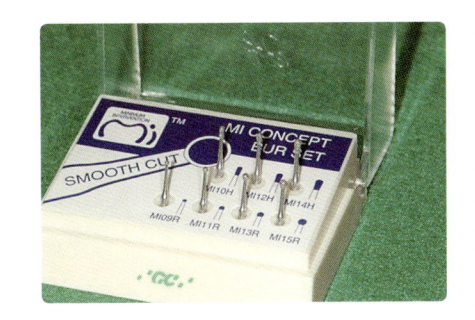

図7-17　MI用ダイヤモンドポイント

（6）窩洞形成，感染歯質の染色と除去（図7-25④〜⑨参照）

　タービンにダイヤモンドポイント（図7-17）を装着して注水下でう窩の開拡を行う．ボンディングシステムの接着性が向上したことで保持形態は付与する必要がない．窩縁にダイヤモンドポイントを用いてラウンドベベルを形成する．

　う蝕検知液を滴下し，水洗・乾燥する．染色された感染歯質をラウンドバーにて削除する．

- カリエスチェック®（日本歯科薬品工業）
  染色剤：**アシッドレッド**
  溶媒：ポリプロピレングリコール（分子量：300）
  染色したところはすべて除去する．
- カリエスディテクター®（クラレ）
  染色剤：アシッドレッド
  溶媒：プロピレングリコール（分子量：76）
  濃く染まったところは除去し，淡いピンクの染色は残す．

（7）隔壁の装着（図7-25⑩，⑪参照）

　隣接面を含む症例では隔壁法が用いられる．種々の器具が考案されている（図7-18, 19）．

＜隔壁法の目的＞
- 窩洞を単純化して充填を容易にする．
- 隣接面形態を適切に付与する．
- レジンの溢出を防ぐ．

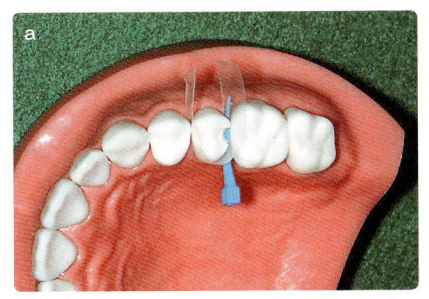

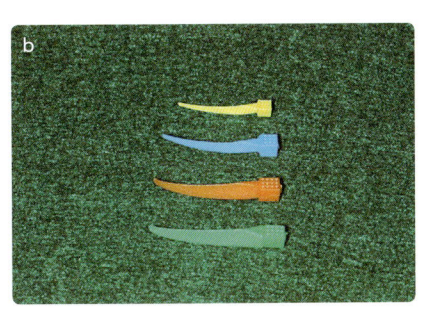

図7-18　セルロイドストリップス＋ウェッジ

アシッドレッド
赤色の色素．

溶媒
溶かす液体のこと．

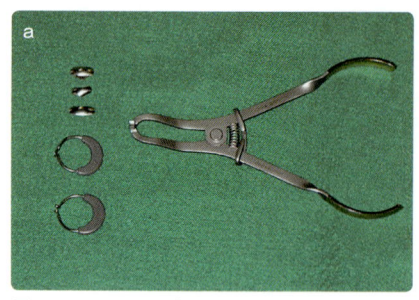

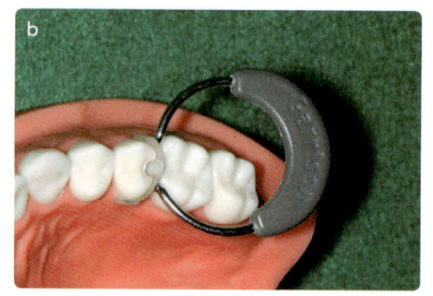

図7-19　コンポジタイト3Dシステム（セクショナルマトリックス+バイタインリング）

(8) セルフエッチングプライミング，乾燥（図7-25⑫，⑬参照）

　セルフエッチングプライマーを塗布してメーカー指示時間放置する．次にスリーウェイシリンジにて弱いエアーブローで乾燥する．

(9) ボンディング材塗布，光照射（図7-25⑭，⑮参照）

　ボンディング材を歯面に塗布し，照射器（図7-21）にて光を照射する．照射時間は製品によって異なるので製品説明書に従う．

(10) コンポジットレジン充填，光照射（図7-25⑯～⑱参照）

　レジン充填器（図7-20）を用いてコンポジットレジンを窩洞に隙間が生じないように填入する．周囲の歯質と調和するように形態を付与し，光を照射して硬化させる．照射で硬化可能な深さは約3mm程度である．それ以上深い場合は積層充填する．照射器にはLED光源，ハロゲンランプ光源，キセノンランプ光源の製品がある（図7-21）．最近ではLED光源の製品が多く，コードレスの製品も増加している．また把持の仕方によってペンタイプ，ガンタイプ，コンダクタータイプがある．

＜積層充填＞

　1回で充填せずに，何回かに分けて充填する方法で，以下のような場合に行う．

・窩洞が深い（3mm以上）場合
・何色かのコンポジットレジンを組み合わせて用いる場合
・重合収縮により生ずる不快事項（**コントラクションギャップ**，ホワイトマージンなど）を減少させたい場合

(11) 隔壁除去

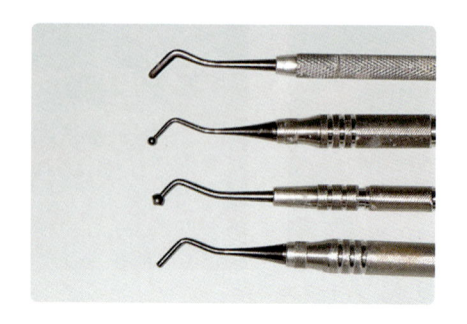

図7-20　レジン充填器（最上段は前歯臼歯部兼用，以下は臼歯部用）

コントラクションギャップ
重合収縮で生ずる修復物と歯質との間の隙間のこと．

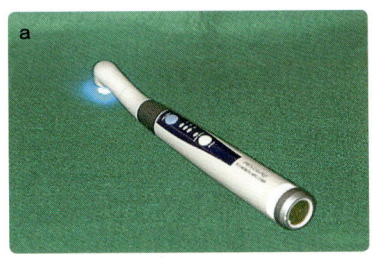

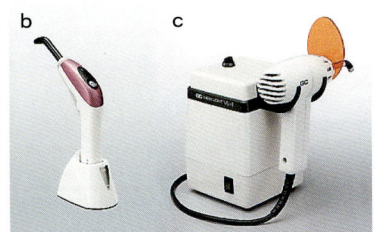

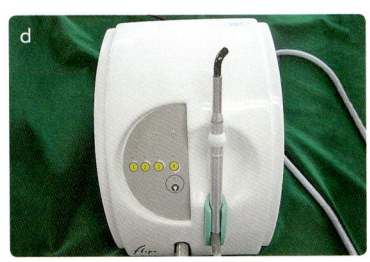

図7-21 光照射器
a：LED光源/ペンタイプ，b：LED光源/ガンタイプ，c：ハロゲンランプ光源/ガンタイプ，d：キセノンランプ光源/ペンタイプ．

(12) 形態修正，咬合調整，仕上げ研磨（図7-25⑲～㉔参照）

形態修正，咬合調整は当日行う．仕上げ研磨は翌日以降が望ましいが，当日の研磨も可能である．咬合調整は咬合紙（図7-22）を咬合させて接触部位を歯に印記して早期接触部位を削除する．

形態修正，仕上げ研磨には以下の2つの方法がある．

＜マイクロモーター使用＞（図7-23）
- カーボランダムポイント
- ホワイトポイント
- シリコーンポイント

＜タービン使用＞（図7-23）
- ダイヤモンドポイントff

また，隣接面部の形態修正，仕上げ研磨は，メタルストリップスや研磨用ストリップスを用いる（図7-24）．

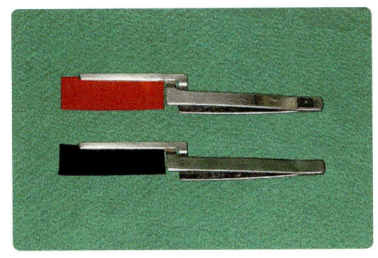

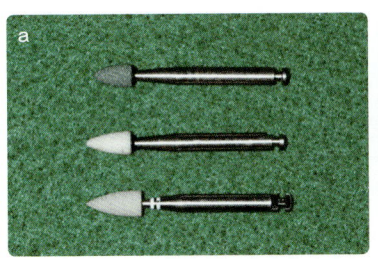

図7-22 咬合紙と咬合紙ホルダー

図7-23 a：上段からカーボランダムポイント，ホワイトポイント，シリコーンポイント，b：ダイヤモンドポイントff

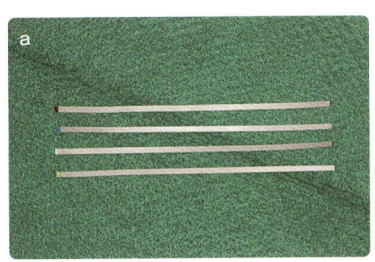

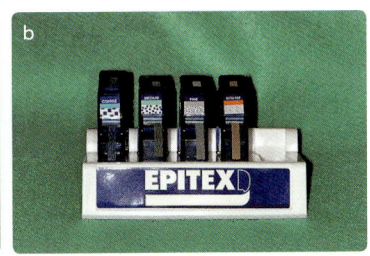

図7-24 a：スチールストリップス，b：研磨用ストリップス

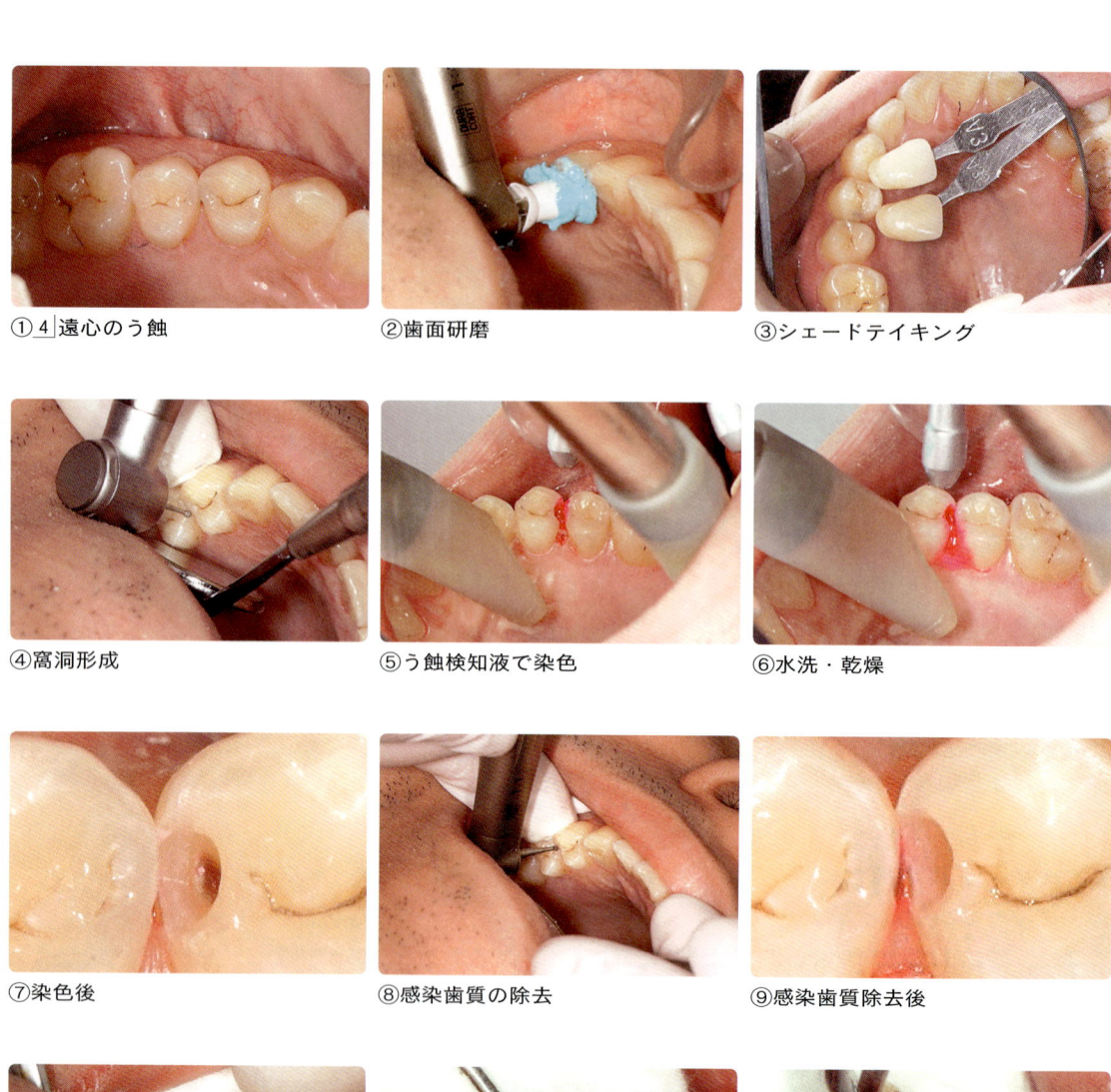

①4̲|遠心のう蝕　　②歯面研磨　　③シェードテイキング

④窩洞形成　　⑤う蝕検知液で染色　　⑥水洗・乾燥

⑦染色後　　⑧感染歯質の除去　　⑨感染歯質除去後

⑩, ⑪隔壁装着(セクショナルマトリックス＋バイタインリング)　　⑫セルフエッチングプライマー塗布

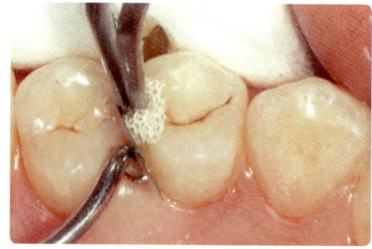

図7-25　コンポジットレジン修復の術式

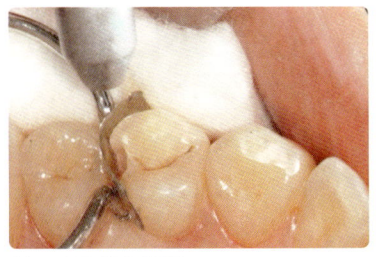

chapter 7　成形修復

⑬マイルドな乾燥 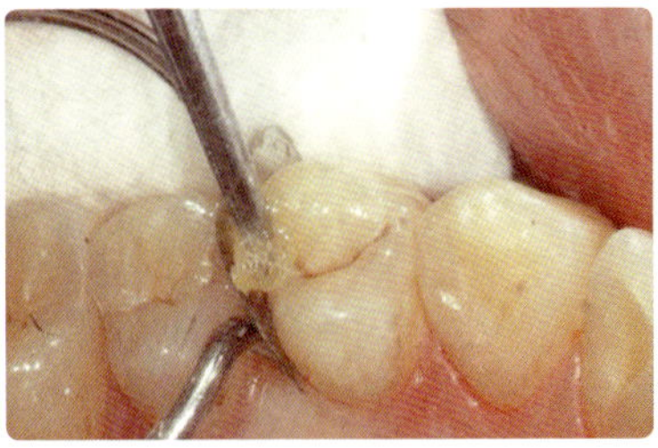　　⑭ボンディング材の塗布 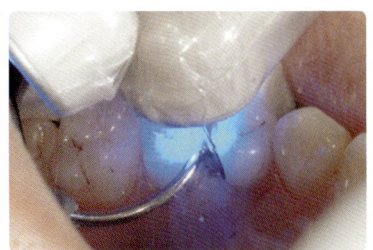　　⑮光照射

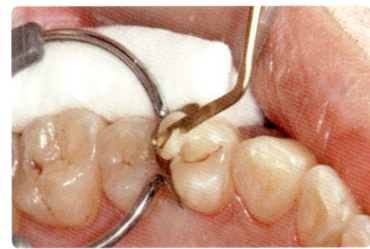

⑯充填 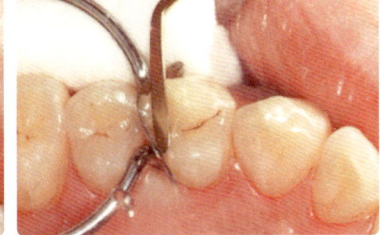　　⑰形態付与 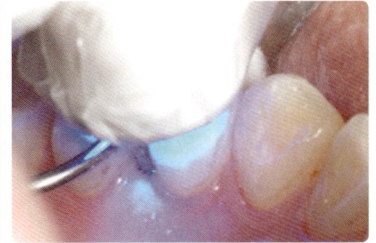　　⑱光照射

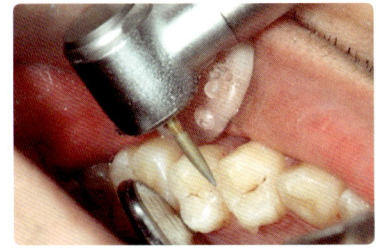

⑲形態修正，研磨 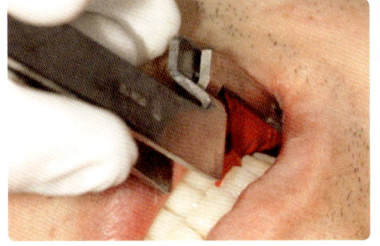　　⑳咬合調整 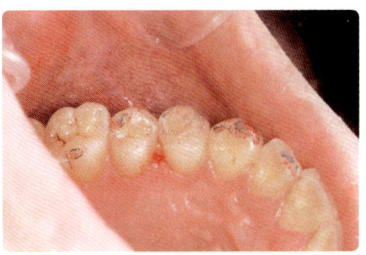　　㉑咬合調整

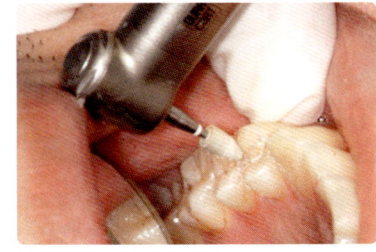

㉒調整と咬合面研磨 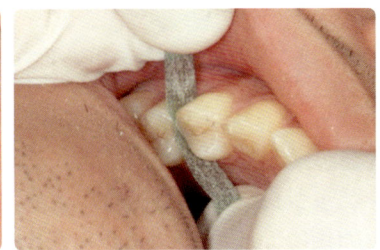　　㉓隣接面研磨 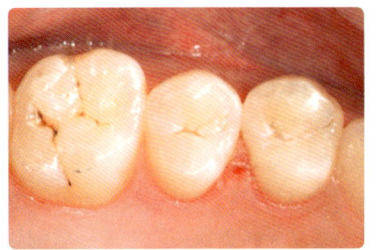　　㉔完成

図7-25のつづき

93

ミニ解説

＜アマルガム修復＞

歯科用アマルガムは合金粉末(銀，銅，錫，亜鉛，水銀)と水銀(常温で液体)を練和すると泥状となり，時間とともに硬化する性質を利用して修復する金属色の成形修復である．歯質接着性がなく Black の窩洞条件に従った形成が必要であるため，歯質削除量はコンポジットレジンよりも多い．本邦ではコンポジットレジン修復の増加と排水中への水銀の流出の問題もあり，近年使用頻度が著しく減少している．

☐ **アマルガム修復の手順**

① 前準備(口腔衛生指導，歯面の清掃)

② 咬合検査

③ 除痛法

④ 窩洞形成と感染歯質の除去

歯質接着性がないので箱形窩洞を形成する．補助的保持形態として角型穿下を形成する．

⑤ 防湿

硬化前のアマルガム泥が水や唾液などで汚染されると異常膨張が生ずる．

⑥ アマルガムの練和

合金粉末と水銀をカプセルに計量してアマルガムミキサーで練和する．

⑦ 充填

練和したアマルガム泥をアマルガムディッシュに取り，アマルガムキャリアーで窩洞に充填する．充填は何回かに分けて充填し，アマルガム充填器で加圧する．窩洞より少し過剰に充填してバーニッシャーを用いてバーニッシュする．窩洞から溢れた余剰部をビーチカーバーなどで除去する．周囲の歯質に合わせて形態を付与したあとに，再度バーニッシュを行う．Ⅱ級窩洞では隔壁を使用する．

⑧ 咬合調整

⑨ 患者への指示

硬化が完全ではないことを患者に伝え，患歯で硬い物の咀嚼は避けるように伝える．

⑩ 仕上げ研磨

24時間以上経過後に行う．**フィニッシングポイント**をエンジンに装着してアマルガムの表層を一層削除した後に仕上げ研磨する．研磨は60℃以上の発熱が生じないように行う．研磨には以下の方法がある．

・ラバーカップ＋研磨ペースト
・シリコンポイント＋注水

☐ **水銀と余剰アマルガムの扱い**

・極力排水に流さないようにする．
・余剰は水を入れた容器に保管する．

フィニッシングポイント
研磨に用いる回転切削用のポイントでスチールバーよりも目が細かい．

参考文献

1）総山孝雄ほか．新編窩洞形成法．京都：永末書店，1986．
2）日本歯科保存学会編．う蝕治療ガイドライン．京都：永末書店，2009．
3）田上順次ほか（監修）．第三版 保存修復学21．京都：永末書店，2008．
4）宮崎真至．コンポジットレジン修復のサイエンス＆テクニック．東京：クインテッセンス出版，2010．
5）西川義昌ほか．少ない色でスピーディに仕上げるためのコンポジットレジン充填テクニック．東京：クインテッセンス出版，2011．
6）宮崎真至（編）．臨床に役立つ接着修復のすべて．東京：医歯薬出版，2006．
7）平澤　忠（監訳）．要説 歯科材料学8th edition．東京：医歯薬出版，2005．
8）猪越重久（編）．接着がゆくわたしの接着作法　わが社の接着事情．東京：デンタルダイヤモンド社，2006．
9）McLean J.W., Nicholson J.W., and Wilson A.D.：Proposed nomenclature for glass-ionomer dental cements and related materials, Quint EInt, 25, 1994.

復習しよう！

1　グラスアイオノマーセメントの特徴はどれか．2つ選べ．
a　フッ素徐放性
b　熱の良導体
c　高い歯髄刺激性
d　歯質接着性

2　感水防止のために塗布するのはどれか．2つ選べ．
a　蒸留水
b　リン酸
c　バーニッシュ
d　ワセリン

3　感水が生じた際のグラスアイオノマーセメントの変化はどれか．
a　ひび割れ
b　白　濁
c　黒　変
d　脱　落

4　フッ素をもっとも多く放出するのはどれか．
a　従来型グラスアイオノマーセメント
b　レジン添加型グラスアイオノマーセメント
c　コンポジットレジン
d　アマルガム

5　グラスアイオノマーセメントの粉末の主成分はどれか．
a　酸化亜鉛
b　硫酸カルシウム
c　ハイドロキシアパタイト
d　フッ化アルミノシリケートガラス

6　光重合型コンポジットレジンについて正しいのを2つ選べ．
a　青色光（波長473nm）で重合する．
b　ユージノールで重合が阻害される．
c　硬化時に膨張する．
d　無処理で歯質に接着する．

7　コンポジットレジンの成分はどれか．
a　MMA
b　PMMA
c　bis-GMA
d　酸化亜鉛

8　シェードテイキングについて正しいのはどれか．
a　乾燥させる．
b　できるだけ時間をかける．
c　ユニットライトを消す．
d　できるだけ明るい色を選ぶ．

9　エナメル質のエッチングに使うのはどれか．2つ選べ．
a　カルボン酸
b　クエン酸
c　リン酸
d　塩　酸

＜解答＞
1：a, d
2：c, d
3：b
4：a
5：d
6：a, b
7：c
8：c
9：b, c

chapter 8 インレー修復

学習目標
- □ 各種インレー修復法の特徴を説明できる．
- □ 各種インレー修復法の適応症と禁忌症を説明できる．
- □ 各種インレー修復法の臨床術式，補助について説明できる．
- □ メタルインレーの製作法について説明できる．
- □ セラミックインレーの製作法について説明できる．
- □ コンポジットレジンインレーの製作法について説明できる．

8-1 インレー修復とは

歯に形成された窩洞に適合する修復物を口腔外(作業模型上)で製作した後，歯科用セメントで合着し，歯の欠損部を修復する方法である(図8-1)．

1) インレーの意義

修復物を口腔外の模型上で製作するため，接触点の回復や隣接面の形成，豊隆の付与が容易に行え，歯の形態や機能の修復を正確に行える．

2) 各種修復法の概要(図8-2)

使用する材料により，メタルインレー修復，セラミックインレー(ポーセレンインレー)修復，コンポジットレジンインレー修復に分類される．

(1) メタルインレー修復

鋳造によって製作された修復物を，歯科用セメントで合着する方法．使用される金属は，金合金，金銀パラジウム合金，銀合金，コバルトクロム合金，ニッケルクロム合金，純チタンなどである．

(2) セラミックインレー(ポーセレンインレー)修復

陶材(ポーセレン)・セラミックスを用い，種々の方法で製作した修復物を，接着性レジンセメントで装着する方法．近年，白歯部でも審美修復の要求が高まり需要が増加している．

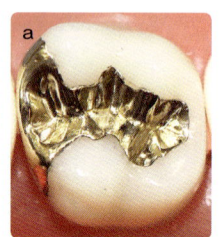

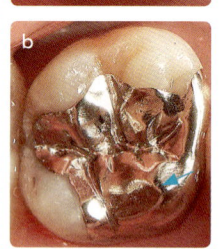

図8-1　a：MOインレー，b：MOアンレー(矢印は近心舌側咬頭被覆)．インレーは原則的に内側性の窩洞，アンレーは外側性の窩洞．アンレー修復は咬頭の一部またはすべてを被覆している．

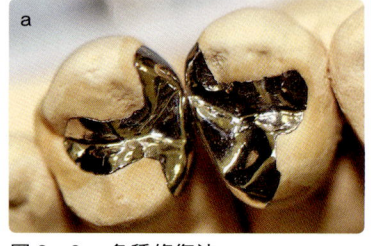

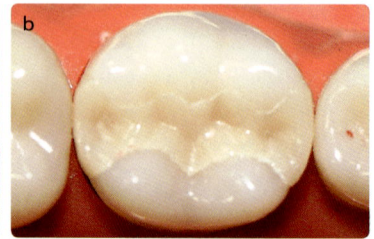

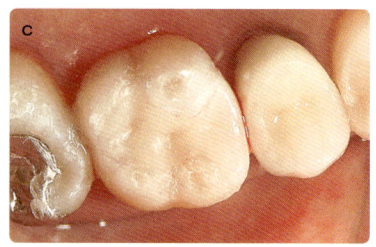

図8-2　各種修復法
a：メタルインレー．b：セラミックインレー．c：コンポジットインレー．

（3）コンポジットレジンインレー修復
　窩洞に適合するインレー体を，コンポジットレジンを用い口腔外の作業模型で製作し，接着性レジンセメントで装着する方法．使用するコンポジットレジンは，光重合型**ハイブリッドコンポジットレジン**やセミハイブリッド（高密度充填型）コンポジットレジンが用いられる．

8-2　メタルインレー修復

1）メタルインレーの特徴

＜長所＞
- 機械的にもっとも強靱な修復材料で，広範な歯の実質欠損の回復を容易かつ確実に行える．
- 接触点や隣接面の形態の回復を確実に行える．
- 窩縁斜面を付与し，エナメル質窩縁の保護ができる．
- 連結修復物により，動揺歯の固定ができる．

＜短所＞
- 歯質の削除量が多くなる．
- 金属色で審美性に劣る．
- 作業工程が複雑で，技工作業の善し悪しがインレー体の適合に影響を与える．
- セメントラインが介在する．
- 技工作業があるため，最低2回の通院が必要である．
- **金属アレルギー**の原因になることがある．

2）メタルインレー修復の適応症と禁忌症

＜適応症＞
- 咬合圧のかかる切縁部または咬合面部の窩洞
- 窩洞形態が複雑または回復歯面数が多い場合
- 咬耗症
- 動揺歯の連結固定
- ブリッジの支台
- 審美的に問題のない5級窩洞，くさび状欠損窩洞

　最近では，**ミニマルインターベンション**（MI）の概念と接着材料の発達によりコンポジットレジンによる修復が多くなってきた．

＜禁忌症＞
- 歯周組織の状態が悪く，歯の動揺が激しい（動揺度3度）場合
- 歯髄に炎症症状がある場合
- 歯質の崩壊が著しく歯冠修復に適さない場合
- 金属色が審美的に問題がある場合
- 患者に治療に耐えうる体力がない場合

ハイブリッドコンポジットレジン
マクロフィラー，マイクロフィラー，有機複合フィラーを配合したコンポジットレジン．フィラー含有率が70～80％（w/w：重量％）以上となり機械的強さが向上した．

金属アレルギー
口腔内に装着された修復物から溶出した金属イオンにより起こる特異的免疫反応である遅延型（IV型）アレルギー．修復物から金属イオンが持続的に溶出すると，周囲組織に慢性炎症を引き起こす．また，血流によって遠隔の皮膚に運ばれると，その部位に湿疹や蕁麻疹などのアレルギー性炎症を起こすことがある．パッチテストにより原因となる金属を同定する必要がある．ニッケル，コバルト，クロムはアレルギー性が高いといわれている．

ミニマルインターベンション
⇒p.14参照

3）メタルインレー修復の臨床術式と補助（印象含む）

（1）局所麻酔（図8-3, 4）

必要な場合は局所麻酔を行う．また，刺入時の痛みを軽減させるため表面麻酔を行うこともある．一般的な歯科用局所麻酔薬には血管収縮薬アドレナリンが含有されているため，高血圧症，動脈硬化，心不全，糖尿病などの患者の既往歴を問診しておくことが重要である．刺入点は小綿球にJ（ポビドンヨード）を付け消毒する．

＜診療補助＞
- 局所麻酔薬カートリッジの注射針挿入部をアルコール綿球で消毒する．
- カートリッジと注射針を注射器にセットし歯科医師に手渡す．

（2）窩洞形成（図8-5〜7）

う窩の開拡，感染歯質の除去，窩壁の整理を行う．急性う蝕の場合，う蝕検知液を用い軟化象牙質を除去すると効果的である．

＜診療補助＞
- フォーハンドテクニック，バキュームテクニックを用い，頰粘膜・舌の排除，切削屑，唾液，余剰水の吸引を行う．
- スリーウェイシリンジにてミラーの汚れや曇りの除去を行い，視野を確保する．

（3）歯髄保護（図8-8）

う窩が深い場合は，窩洞を消毒清掃した後，水酸化カルシウム系セメントにて間接覆髄し，グラスアイオノマーセメントまたはコンポジットレジンで築造を行った後，窩洞の修正を行う．

＜臨床術式：1日目＞
(1) 局所麻酔
(2) 窩洞形成
(3) 歯髄保護
(4) 窩洞の清掃
(5) 歯肉排除
(6) 印象採得
(7) 対合歯の印象採得
(8) 咬合採得
(9) 仮封または暫間インレー製作
(10) 暫間インレー仮着
(11) 印象材への石膏注入
(12) 技工指示書の作成
＜以下技工所内作業＞
- 作業模型の製作
- ろう型の調整
- 埋没
- 鋳造
- 調整，研磨

＜臨床術式：2日目＞
(13) 仮封材の除去
(14) 鋳造体の試適・咬合調整
(15) 窩洞の清掃・乾燥
(16) 鋳造体の装着
(17) 咬合・適合性の点検
(18) 患者指導

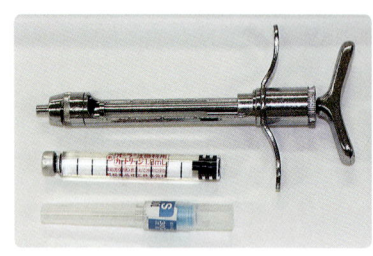

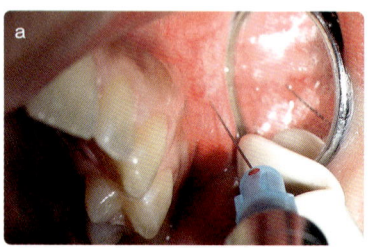

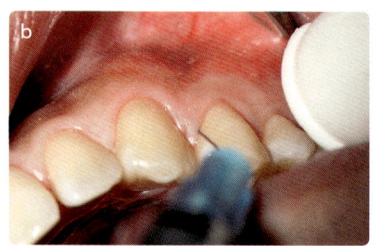

図8-3 浸潤麻酔セット（上からカートリッジ，麻酔薬，注射針）

図8-4 浸潤麻酔の刺入点（a：根尖部，b：歯根膜）

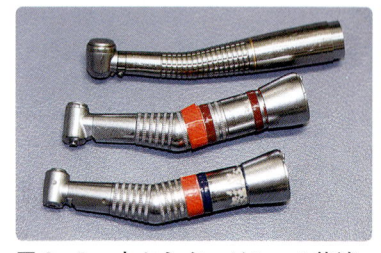

図8-5 上からタービン，5倍速エンジン，電気エンジン

図8-6 窩洞形成

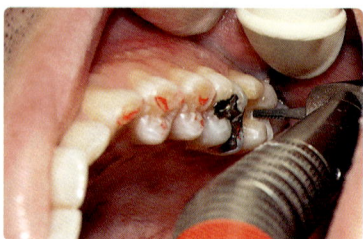

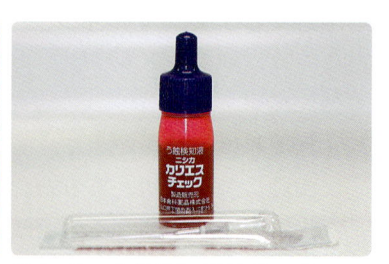

図8-7 う蝕検知液（急性う蝕では赤染した部分を削除する）

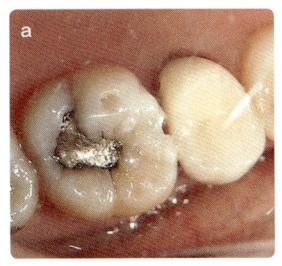

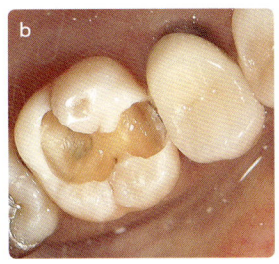

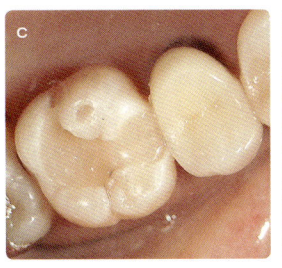

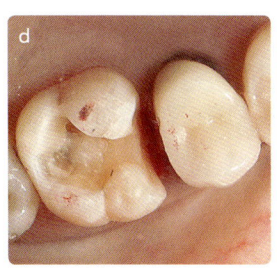

図8-8　窩洞形成の順序（ミラー像）
a：術前の状態．アマルガムの辺縁部に二次う蝕と近心隣接面にう蝕がみられる．
b：アマルガムと感染歯質を除去した状態．
c：築造．低粘度レジンとコンポジットレジンで築造裏層．
d：窩洞形成完了．辺縁部にコンポジットレジンが露出しないように窩洞の修正．

＜診療補助＞
- 次亜塩素酸ナトリウム溶液と3％過酸化水素水を準備する．
- 水酸化カルシウム系セメントを練和紙に採り練和する．
- 裏層器とともに歯科医師に手渡す．
- グラスアイオノマーセメントを練和し充填器とともに歯科医師に手渡す．光硬化型の場合は光照射を行う．コンポジットレジンを使用する場合は，コンポジットレジンの充填術式に従う．

（4）窩洞の清掃
- スリーウェイシリンジにて窩洞の清掃と乾燥を行う．

＜診療補助＞
- バキュームにて唾液，余剰水を吸引する．

（5）歯肉排除（図8-9）
窩洞の辺縁が歯肉縁下（歯肉溝内）に形成された場合は歯肉排除を行う．歯肉排除用綿糸（コード）は，細いものから順に挿入する．

＜診療補助＞
- 歯肉溝に適した歯肉排除用綿糸を選択し，適当な長さに切断する．
- 排除用インスツルメントを準備する（専用の器材：ジンパッカーがない場合は，レジン充填器やヘラ型充填器での代用も可能）．

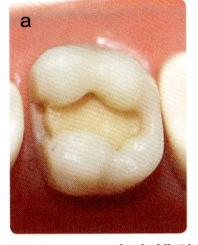

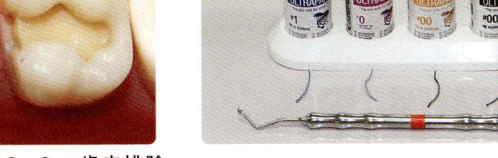

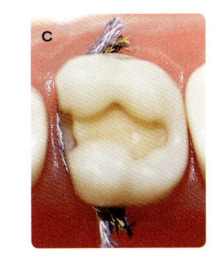

歯肉排除
⇒ p.42参照

図8-9　歯肉排除
a：窩洞形成完了．b：歯肉排除用綿糸とジンパッカー．c：歯肉排除完了．

（6）印象採得
【印象材の種類と特徴】
①寒天印象材
　水が70〜85％で8〜15％の寒天を含む．60〜70℃でゾル(液状)化し，冷却するとゲル(固形)化する．

＜特徴＞
- 多少のアンダーカットがあっても印象可能．
- 細部の再現性は比較的良好．
- 水分を失うと収縮する．
- 高精度の模型を製作するには，印象後直ちに**硬石膏**を注入する．
- 寒天だけで印象を採るには，加熱や保温のためのコンディショナーや，冷却装置の付いた専用トレーが必要なため，操作は煩雑で装置は比較的高価．そのため，アルジネート印象材と併用することが多い．

硬石膏
⇒ p.106参照

②アルジネート印象材
　粉末と水を練和するタイプが一般的．水溶性のアルギン酸塩が石膏と反応して不溶性のアルギン酸カルシウムが形成されて硬化する．

＜長所＞
- 寒天印象材のような特別な装置を必要としない．
- 操作が簡単．
- 正しく使えばある程度の寸法精度が得られる．
- 安価である．

＜短所＞
- 硬化の際，温度の影響を受けやすい．
- 混水量が多いと硬化が遅延する．
- アンダーカットのある部位の印象には適さない．
- 細部の再現性が劣る．
- 経時的な寸法安定性が劣る(印象撤去後は，できるだけ早く石膏を注入する)．

③ゴム質印象材
1．縮重合型シリコーン印象材（図8-10）
＜長所＞
- アンダーカット部の印象が可能．
- 寸法精度が極めて高い．
- 温度や湿度によって硬化速度が影響されない．
- 悪臭がなく不快感を与えない．

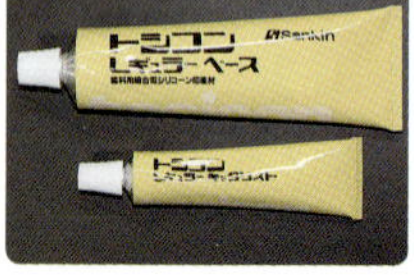

＜短所＞
- 硬化が速く，重合収縮があるので，印象後すぐに石膏を注入する必要がある．
- 硬化時，アルコールを発生する．

図8-10　縮重合型シリコーン印象材

- 触媒の有機スズが肌荒れの原因になる．
- 高価である．

2．付加重合型シリコーン印象材（図8-11）

＜長所＞
- 縮重合型の長所と同じ．
- 操作性がよい．
- 重合による副産物ができないので，重合収縮が少ない．
- 経時的な寸法安定性がよい．
- 皮膚を荒らすことがない．
- 口腔内で硬化がシャープである．

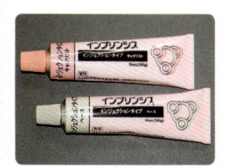

図8-11 付加重合型シリコーン印象材

＜短所＞
- 温度変化に敏感である．
- 縮合型シリコーンのキャタリストや金属化合物などの不純物が混入すると硬化が妨げられる．
- 硬化後の硬さが高く印象を口腔内から撤去するのに困難なときがある．
- 寒天などに比べ親水性の点で劣る（近年，親水性を付与した印象材が市販されている）．
- ゴム手袋を着けて練和すると，硬化が阻害される（プラスチック手袋を着けて練和する）．

3．ポリエーテルラバー印象材（図8-12）

＜長所＞
- 硬化がシャープで，優れた寸法精度を有している．
- 寸法安定性がよい．
- 加圧によって，歯肉縁下の印象がよく採れる．
- 印象材の薄い部分の変形が少ない．

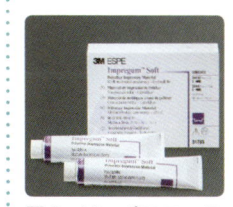

図8-12 ポリエーテルラバー印象材

＜短所＞
- 吸水性である．
- 弾性が小さく硬いため，印象の撤去にかなりの力が必要．
- 大きなアンダーカットのある印象には不向き．

4．ポリサルファイド（チオコール）ラバー印象材

＜長所＞
- 高度の弾性を持つ．
- 精度が極めて高い．
- 優れた寸法安定性．長時間放置しても差し支えない．
- 撤去も容易．

＜短所＞
- 硬化が緩慢で長時間を要する．
- 特有の臭いを有する．
- 温度，湿度により硬化速度が変化する．

【印象法】

精密な印象を採るためには，前準備として形成歯および歯列の清掃，止血，歯肉排除，歯面の乾燥が必要である．

①単層（単一）印象法

1種類の印象材をトレーに盛り，印象を採る方法．主にアルジネート印象材を用い，対合歯の印象や研究用歯列模型の印象を採るときに用いられる．

②積層（連合）印象法

同材質の**稠度**の異なる2種類（タイプ）の印象材または材質の異なる2種類の印象材を用いて行う印象法である．

稠度
⇒ p.132参照

1．積層1回印象法

最初に流動性の高い印象材を窩洞およびその周囲に注入し，その上に稠度の高い印象材を盛ったトレーを圧接する方法である．

a. 寒天アルジネート連合印象（図8-13～15）

＜利点＞
- 装置が簡単である．
- 安価である．
- 得られる印象，模型はかなり精度がよい．

＜欠点＞
- 寒天とアルジネートの接合が弱く，印象撤去時に剥離することがある．

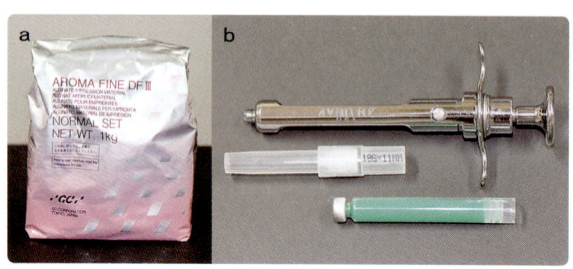

図8-13　a：アルジネート印象材．b：上からカートリッジ，注入針，寒天

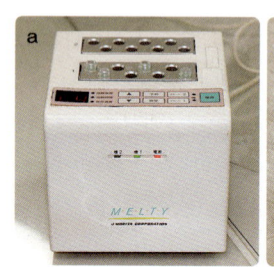

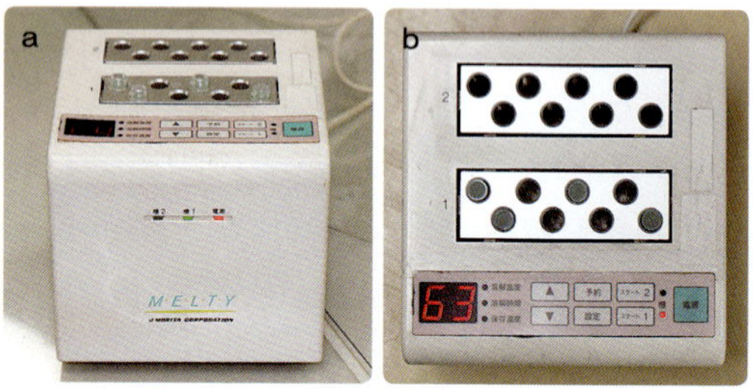

図8-14　a：寒天印象用コンディショナー（bは上面観）

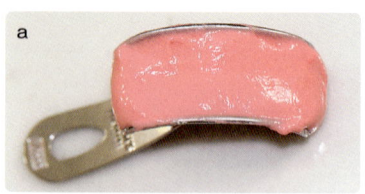

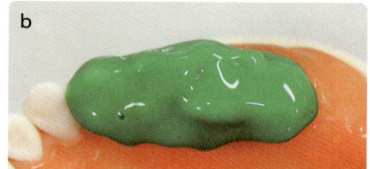

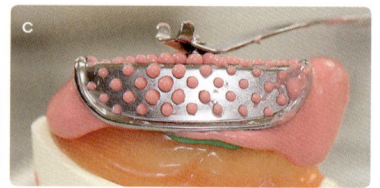

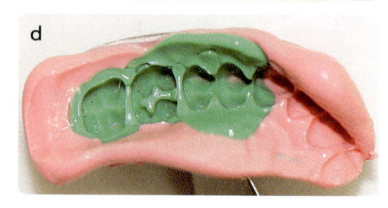

図8-15　寒天アルジネート連合印象
a：アルジネート印象材を練和しトレーに盛る．
b：窩洞および隣在歯に寒天印象材を盛る．
c：アルジネート印象材を軽く圧接する．
d：印象材硬化後撤去．窩洞面が寒天で覆われていることが重要．

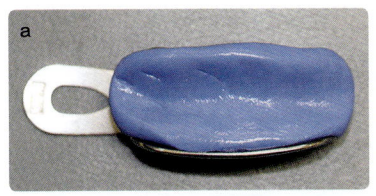

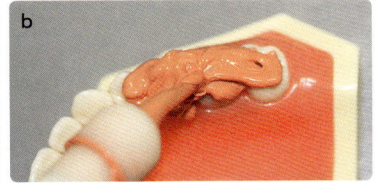

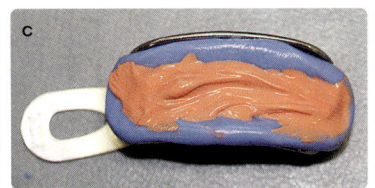

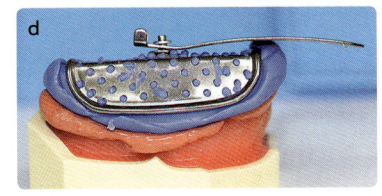

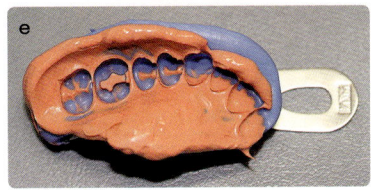

図8-16　積層1回法
a：パテタイプを練和し中央にへこみを付ける．b：形成歯およびその周囲にインジェクションタイプの印象材を盛る．c：パテタイプ中央のへこみにインジェクションタイプの印象材を盛る．d：歯列に圧接．e：印象採得完了．

b. シリコーン印象材のパテとインジェクションの組み合せ（図8-16）
＜利点＞
- 大部分はパテタイプなので収縮が少なく，優れた寸法精度が得られる．
- 印象の表面にインジェクションタイプ印象材の一層があるので，石膏模型は滑沢で細部再現性も優れている．
- 歯肉縁下の明確な印象を採ることが可能．
- 同時に練和するので時間の短縮ができる．
- インジェクションタイプの使用量が少ないので，経済的である．

＜欠点＞
- 練和のタイミングが合わないと失敗する．
- 両材料の境界ができることがある．
- パテタイプの圧が不足すると歯肉側窩縁部が不鮮明になる．
- アルジネート印象材より高価．
- 大きなアンダーカットがあると除去が困難で変形しやすい．
- 一人で操作するのは困難．

2．積層2回印象法（図8-17）

概形印象としての一次印象と最終印象としての二次印象を行う方法．多くの場合シリコーン印象材が用いられる．

シートワックスあるいは4枚重ねのガーゼなどをスペーサー（約1mm）とし，形成歯と両隣在歯を被う．これを稠度の高い印象材で印象し一次印象とする．スペーサーを除去した後，インジェクションタイプの印象材を形成歯，ついで一次印象内に注入した後，一次印象を口腔内の正しい位置に挿入し印象する．積層1回印象法と比較して下記の特徴がある．

＜利点＞
- 時間的に余裕がある．
- 歯肉縁下の印象が確実．

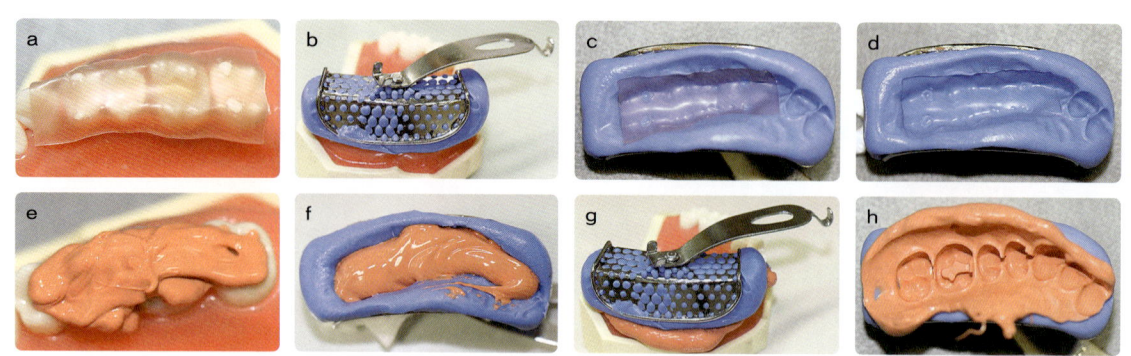

図 8-17 積層 2 回法
a：シートワックスによるスペーサーを置く．シートワックスに小さな穴を開けストッパーにする．b：一次印象採得．c：一次印象を撤去．d：スペーサーを除去．e：窩洞と窩洞周囲にインジェクションを盛る．f：インジェクションを一次印象に盛る．g：二次印象採得．h：印象採得完了．

＜欠点＞
- チェアタイムが長くなる．
- 一次印象トレーが元の位置に戻らないと，印象に変形を起こす危険がある．

【印象採得】
　歯肉排用綿糸(コード)を除去し，止血を確認した後，印象採得を行う．
＜診療補助＞
　a．シリコーンラバー連合印象法
- パテタイプを練和してトレーに盛り，その上にスペーサー(ガーゼ4枚の場合，シートワックスの場合はあらかじめ口腔内の歯列に圧接しておく)を置いて歯科医師に手渡す．
- 印象材硬化後スペーサーを除去する．
- インジェクションタイプまたはレギュラータイプの印象材を練和し，一部をシリンジに入れ歯科医師に手渡す．
- 残りの印象材をトレーに盛り歯科医師に手渡す．
- 印象材硬化後，口腔内より取り出し，水洗・消毒する．
- できるだけ早く印象材に超硬石膏を注入する．

　b．寒天アルジネート連合印象法
- アルジネート印象材を練和しトレーに盛る．
- 寒天印象材の入ったシリンジを術者に手渡す．
- 寒天印象材の注入が終わった術者に，アルジネート印象材を盛ったトレーを手渡す．
- 印象材硬化後，口腔内より取り出し，水洗・消毒する．
- できるだけ早く印象材に硬石膏を注入する．

(7)対合歯の印象採得(図 8-18)
　対合歯列をアルジネート印象する．

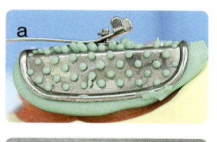

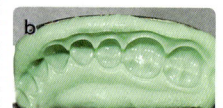

図 8-18　対合歯印象

＜診療補助＞
- アルジネート印象材を練和しトレーに盛り術者に手渡す．
- 印象材硬化後，口腔内より取り出し，水洗・消毒する．
- できるだけ早く印象材に硬石膏を注入する．

（8）咬合採得（図8-19〜21）

上下顎の咬合関係を模型上で再現するため，パラフィンワックスやバイトワックス，咬合採得用シリコーン印象材で咬合状態を印記する．

＜診療補助＞
- パラフィンワックスまたはバイトワックスを軟化して術者に手渡す．
- カートリッジタイプまたは練和タイプ（ユニバーサルとキャタリストを練和し咬合採得用シリンジに注入する）のゴム質印象材を術者に手渡す．

（9）仮封または暫間インレー製作

＜診療補助＞
- 仮封用セメントを練和し仮封する．余剰セメントの除去および賦形は硬く丸めたアルコール綿球で行う（図8-22）．
- レジン系仮封材（軟性レジン）の場合は，小筆に液を湿らせ粉末を採り，筆積み法にて窩洞に塗布し，指にワセリンを付け圧接・賦形する（図8-23）．
- ストッピングホルダーにストッピングを挿入し先端部を加熱し窩洞に挿入する．填塞後，練成充填器またはワセリンを付けた綿球で賦形する．加熱による歯髄への刺激や口唇・頬粘膜の火傷に注意（図8-24）．

＜暫間インレーを製作する場合＞（図8-25〜27）
- 即時重合レジンの液と粉末，レジン用小筆，ワセリン，ガーゼを準備する．

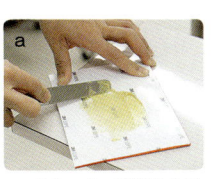

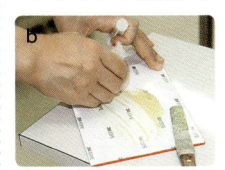

a スパチュラで練和する
b 印象材を全部掻き取る
c シリンダーを挿入する
d 術者に手渡す

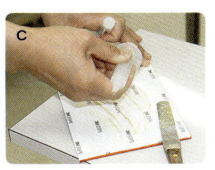

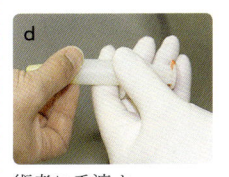

図8-20 咬合採得用ラバー印象材の練和法

図8-19 咬合採得用ラバー印象材（a：ガンタイプ，b：練和タイプ）

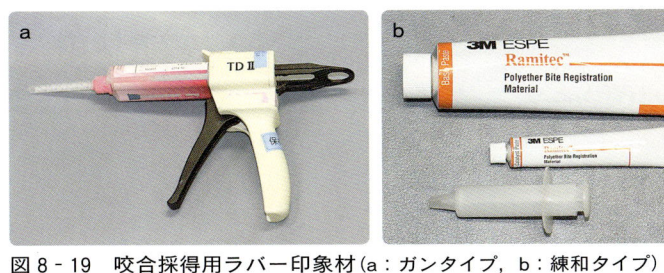

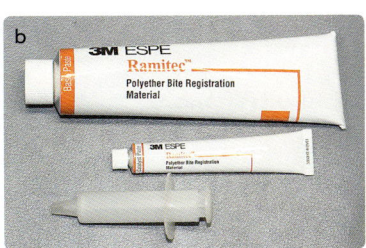

図8-21 印象材による咬合採得

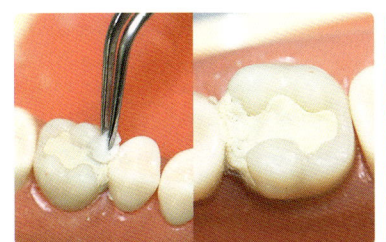

図8-22 アルコール綿球で賦形

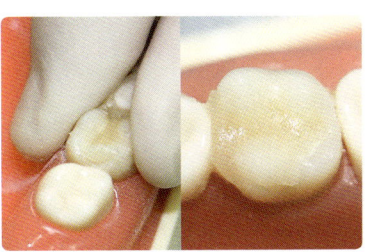

図8-23 指で頬舌側から圧接

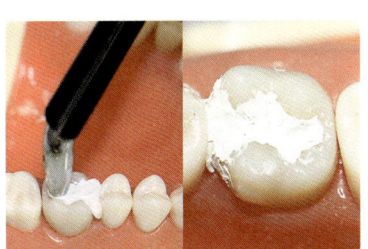

図8-24 ストッピングを挿入

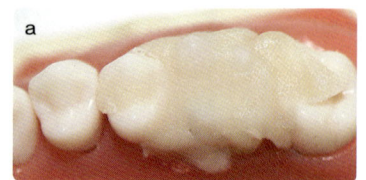

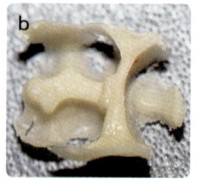

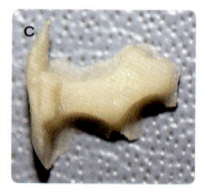

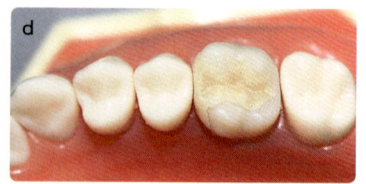

図8-25 暫間インレーの製作
a：即時重合レジン圧接．b：歯列から除去．c：形態修正．d：暫間インレー完成．

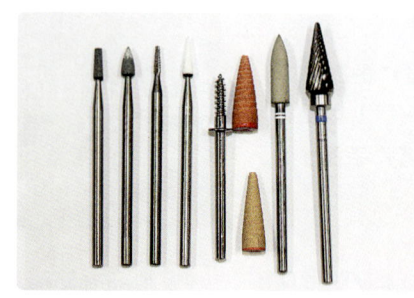

図8-26 暫間インレー調整用バー・ポイント

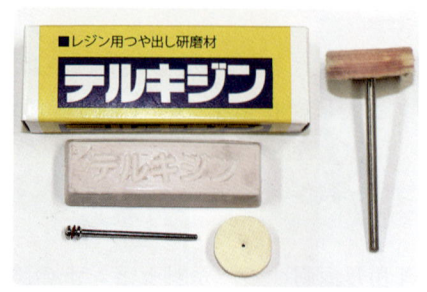

図8-27 暫間インレー表面つや出し用材料

- レジンを口腔内に圧接，除去した後，硬化を早めるためお湯に入れる．
- インレー体調整時は，手元をライトで照らし，患者の顔から遠ざける方向にエアーをかけて切削屑を除去する．

(10) 暫間インレー仮着（図8-28）

＜診療補助＞

- 仮着用セメントを練和して暫間インレーに塗布し，術者に手渡す．
- アルコール綿球を準備し，術者に手渡す．
- 水溶性セメントの場合は，セメント仮着後スリーウェイシリンジで余剰セメントを洗い流すとセメント除去が簡単である．

(11) 印象材への石膏注入（図8-29）

歯科用石膏には，右記に示す3種類の石膏がある．

＜診療補助＞

- 寒天アルジネート印象，アルジネート印象には硬石膏，シリコーン印象には超硬石膏を注入する．
- 所定の水と粉末を計量し，ラバーボールに水，次いで石膏を入れバイブレーターで十分に脱泡した後，バイブレーターをかけながら一方向から石膏を注入する．
- 石膏注入後は湿度100％の恒温箱中で保管する．

(12) 技工指示書の作成

＜診療補助＞

- 指示書の内容と模型が一致していることを確認する．
- 完成日時などについて原簿の控えを整理しておく．

普通石膏：β石膏

石膏原石を砕き開放釜に入れて大気中で110〜150℃に加熱・焼成し，粉砕して作る．粉粒は結晶性に乏しく，不規則な外形をして多孔質である．使用するときの混水比は0.45〜0.50である．硬化時に0.2〜0.3％膨張する．

硬石膏：α石膏

石膏原石を圧力釜（オートクレーブ）に入れ，水蒸気で加圧しながら約125℃に加熱・焼成し，これを粉砕して作る．粉粒は，板状で結晶性が高く，規則的な外形をし，普通石膏より高密度である．使用時の混水比は，約0.3で，硬化膨張は，0.08〜0.1％である．

超硬石膏：α石膏

石膏原石に塩化カリウムなどの薬剤を加えて，硬石膏と同様に焼成した後，塩素を洗浄除去した後乾燥し，粉砕して作る．あるいは，石膏原石を塩化カリウム水溶液中で煮沸脱水してから作る．粉粒は，立方体または直方体をしており，表面は滑沢で，結晶性に優れ，高密度である．使用時の混水比は約0.2で，得られた硬化体の強度も大きく，硬化膨張は0.03％である．

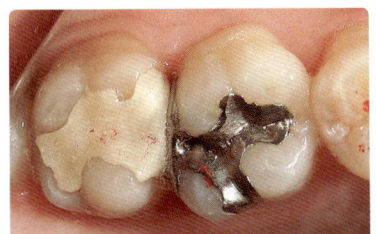

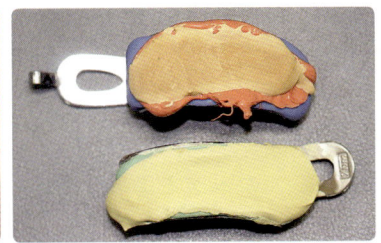

図8-28　暫間インレー仮着

図8-29　形成歯印象には超硬石膏を注入し(上)，対合歯印象には硬石膏を注入する(下)

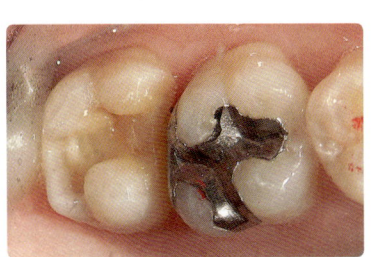

図8-30　仮封材を除去した状態

(13) 仮封材の除去(図8-30)

　エキスプローラー(探針)またはエキスカベーターを用いて，仮封材を除去し窩洞内の清掃と乾燥を行う．窩底隅角部のセメントの取り残しに注意する．ストッピングやレジン系仮封材は一塊として除去できる．

＜診療補助＞
- エキスプローラー(探針)またはエキスカベーターを歯科医師に手渡す．
- スリーウェイシリンジで窩洞を清掃する．

(14) 鋳造体の試適・咬合調整(図8-31)

　インレー体を試適する．適合状態，咬合状態および隣在歯との**接触状態をチェック**する．隣接面の調整は，コンタクトゲージ(緑：50μm，黄：110μm，赤：150μm)またはデンタルフロスを用いて行う．次いで咬合紙で咬合関係の調整をする．鋳造体の取り外し時は，患者の顔を横に傾けるか舌にガーゼを置くなどして**誤嚥**や**誤飲**防止を行う．

＜診療補助＞
- デンタルフロスまたは咬合紙を咬合紙ホルダーに装着し歯科医師に手渡す．
- 隣接面を調整する場合はデンタルフロスまたはコンタクトゲージを歯科医師に手渡す．
- 鋳造体調整時には，歯科医師の手元にライトを当てエアーを吹きかけて粉塵の除去と鋳造体の冷却を行う．
- 調整終了後は，水洗・乾燥後，エタノールで清掃し乾燥させる．

接触状態をチェック
コンタクトゲージの緑が標準．

誤嚥
誤ってインレー体などを気管に落とし飲み込ませてしまうこと．

誤飲
誤ってインレー体などを食道に落とし飲み込ませてしまうこと．

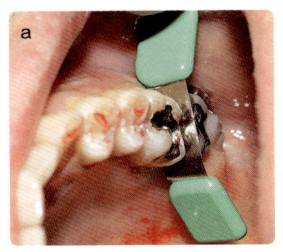

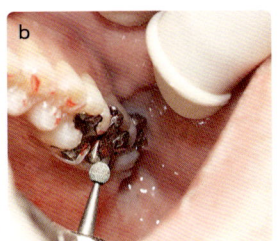

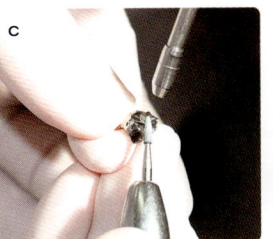

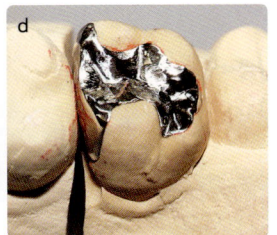

図8-31　鋳造体の試適・咬合調整
a：隣接面の調整(コンタクトゲージ)．b：咬合調整．c：仕上げ研磨．d：仕上げ研磨完了．

(15) 窩洞の清掃・乾燥

窩洞内を水洗・乾燥後，簡易防湿を行う．

＜診療補助＞

- 3％過酸化水素水綿球を準備する．
- 水洗・乾燥後，簡易防湿のためロールワッテを準備する．

(16) 鋳造体の装着（図 8-32）

インレー体をインレーキャリアーまたはストッピングに装着する（インレー体の装着方向に付ける）．インレー体にセメントを塗布し窩洞に装着後，ピンセットなどでインレー体を圧接する．アルコール綿球で余剰セメントを除去し，インレー体が正しく装着されているか確認した後，柳箸とマレットで槌打圧接する．再度余剰セメントを除去した後，**インレーセッター**を患者に咬ませセメントを硬化させる．セメント硬化後，エキスプローラー（探針），超音波スケーラー，デンタルフロスを用いて余剰セメントを除去する．とくに隣接面のセメントの取り残しに注意する．

インレーセッター
⇒ p.137参照

＜診療補助＞

- 合着用セメントを練和し，インレー体内面に均一に塗布し歯科医師に手渡す．
- 窩洞内面にセメント泥を塗布する場合は，余剰セメントとヘラ型充填器を歯科医師に手渡す．
- アルコール綿球，柳箸，マレットを歯科医師に手渡す．
- インレーセッターを歯科医師に手渡す．
- セメント硬化後，エキスプローラー（探針），超音波スケーラー，デンタルフロスを用いて余剰セメントを除去する．とくに隣接面のセメントの取り残しに注意する．

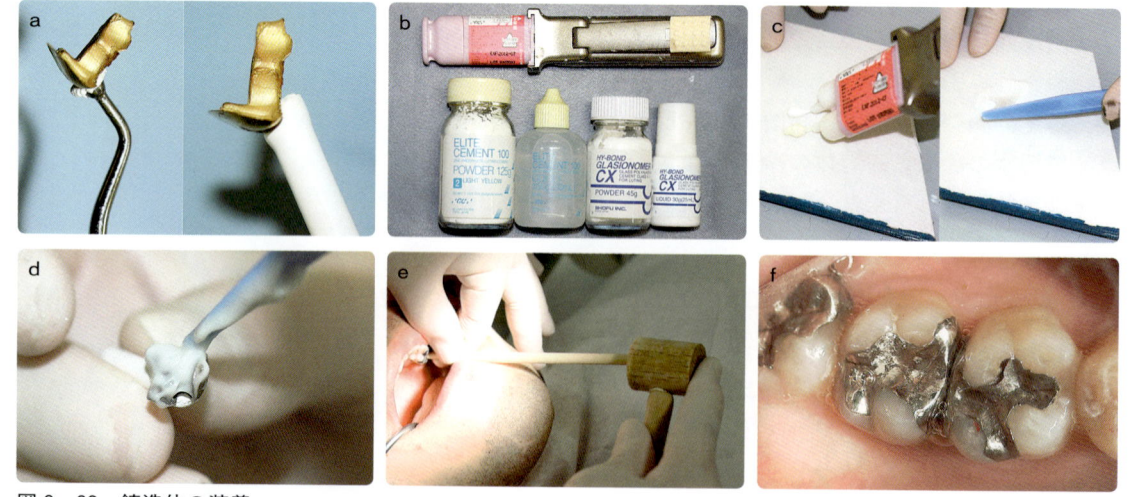

図 8-32 鋳造体の装着
a：インレーキャリアとストッピング．b：各種合着用セメント．c：セメントの採取と練和．d：インレー体にセメント塗布．e：マレットにて槌打ち．f：装着完了．

(17) 咬合・適合性の点検

　セメント除去後，鋳造体の浮き上がりを確認する．次いで，咬合状態をチェックする．高い場合は，**咬合紙**を咬ませ，赤く印記された部分を調整する．調整終了後，茶，青のシリコンポイントで研磨する．

＜診療補助＞
- 咬合紙を咬合紙ホルダーに装着し歯科医師に手渡す．
- 研磨時はバキュームで吸引する．

(18) 患者指導

　装着終了後，以下のことを患者に伝える．
- 修復物が装着されたこと．
- 金属の修復物は，熱を伝えやすいので修復直後はしみたりすることがある．いつまでもしみるのが改善されない場合は連絡すること．
- 咬み合わせが気になる場合は再度調整するので連絡すること．
- 修復後二次う蝕にならないためにも十分なブラッシングを行うこと．
- 定期検診を受けること．

> 咬合紙
> ⇒ p.91，93参照

4）メタルインレーの製作法

　印象採得終了後，直ちにシリコーン印象には超硬石膏，寒天アルジネート印象には硬石膏を注入し作業模型を製作する．作業模型製作から鋳造体の製作までは歯科技工士による技工作業である．

(1) 作業模型の調整（図8-33, 34）

　作業模型には歯型分割式，歯型可撤式，副歯型式，単純歯型に分類される．形成歯を含む歯列模型と対合歯列模型を咬合採得して得られたバイトワックスまたはシリコーン印象を介して正しい位置に固定し，咬合器に装着する．

(2) ろう型の調整（ワックスアップ）（図8-35, 36）

　作業用模型に分離材を塗布し，軟化したインレーワックスを圧接してインレー体の原型をワックスで製作する．製作したインレー体の原型をろう型（ワックスパターン）といい，ろう型を製作する一連の作業をワックスアップという．

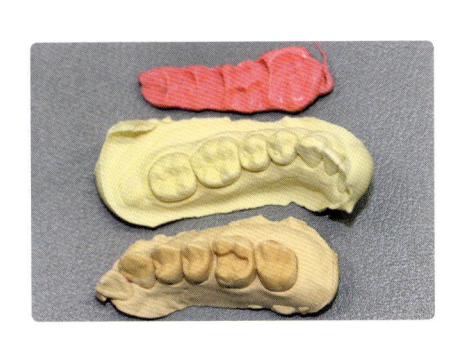

図8-33　上から咬合印象，対合歯模型，歯列模型

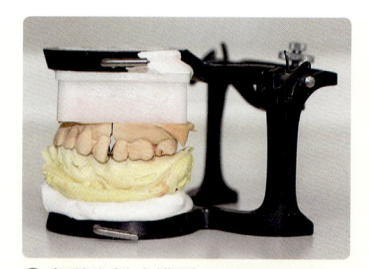

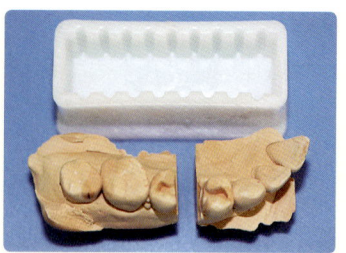

①歯型分割式模型：ダイロックトレーを使用

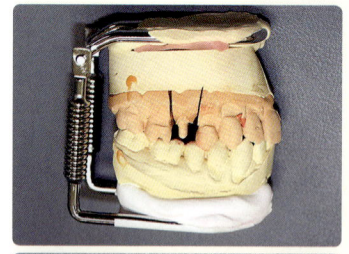

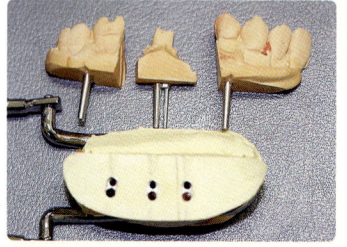

②歯型可撤式模型：ダウエルピンを使用

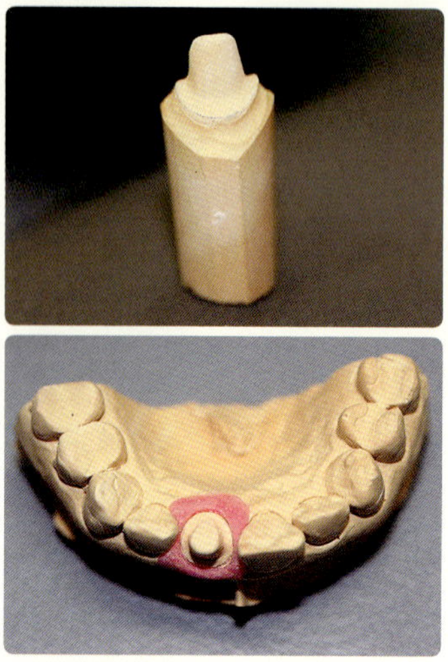

③副歯型式模型：隣在歯との位置関係が正確

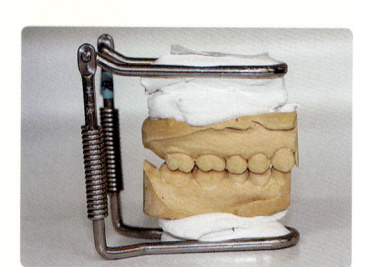

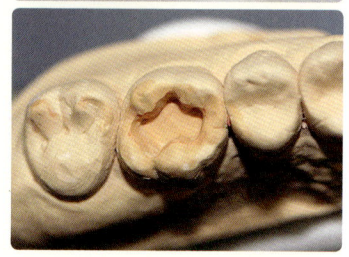

④単純歯型式模型：1級窩洞に用いられる

図8-34　作業模型

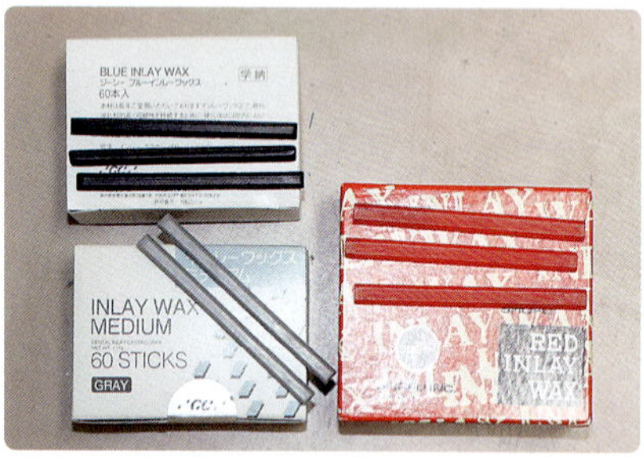

図8-35　歯科用インレーワックス

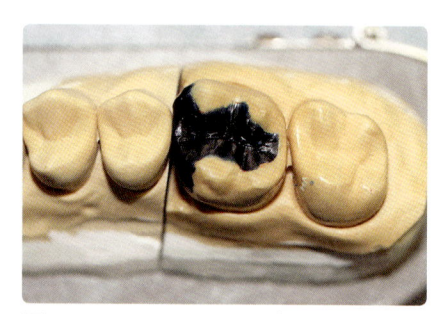

図8-36　ワックスアップ完了

（3）埋没（図8-37, 38）

　溶融した金属が確実に鋳型に鋳込まれるため，湯道となる直径1.0〜2.0mmの金属製またはワックス製のスプルー線をろう型に付着し，円錐台に植立する．次いでろう型の大きさに適した鋳造リングを選択し，内面に緩衝材であるキャスティングライナーを内張りする．

金合金や金銀パラジウム合金の場合はクリストバライト系埋没材を使用する．十分に脱泡し練和した埋没材を小筆に少量取り，ろう型に薄く塗布した後，リング内に気泡を入れないように埋没材を注意深く流し込む．

＜インレー用金属の種類＞（次ページの**表8-1**参照）

メタルインレーに使用する金属には，金合金，金銀パラジウム合金，銀合金，コバルトクロム合金，ニッケルクロム合金，純チタンなどがある．

（4）加熱・焼却（図8-39）

金属線をスプルー線に使用した場合は，電気炉に入れる前にスプルー線を少し加熱し，るつぼを下向きにしてプライヤーでスプルー線を引き抜く．るつぼ部分を下向き（上向きにするとゴミがスプルー線部分に入り込み鋳造欠陥の原因になる）にし，電気炉に入れ昇温する．ワックススプルーを使用した場合は円錐台除去後，るつぼ部分を石膏スパチュラで軽く修正する．

（5）鋳造（図8-40, 41）

電気炉から取り出した鋳造リングを鋳造機に装着し速やかに鋳造する．使用する金属をるつぼ部に入れ，還元炎を用いて金属を融解する．融解直前にフラックス（ホウ砂）を加え金属の酸化を防止する．金属融解後，遠心力または吸引力で金属を鋳型内に流し込む．鋳造後，鋳型から鋳造体を取り出し，ブラシなどで埋没材をきれいに除去した後，超音波洗浄を行う．

＜使用する溶液＞（図8-42）

・金合金：希塩酸
・金銀パラジウム合金：希硫酸
・銀合金・銅合金：蒸留水

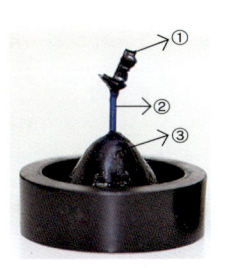

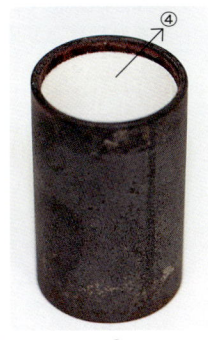

図8-37 ①ワックスパターン，②ワックススプルー，③円錐台，④鋳造リング内のキャスティングライナー

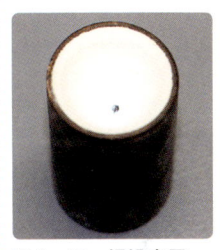

図8-38 埋没完了

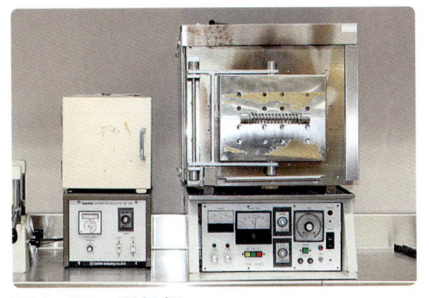

図8-39 電気炉

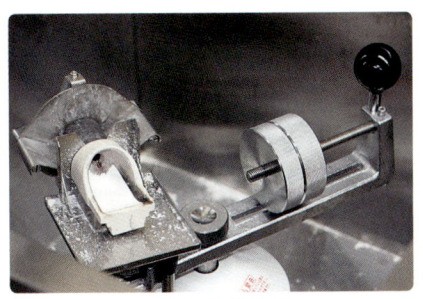

図8-40 バネ式遠心鋳造器

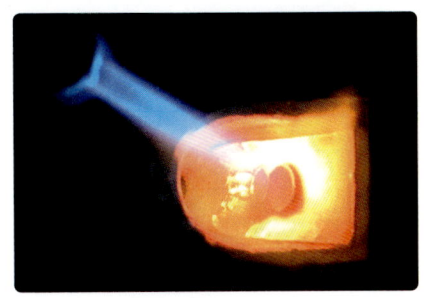

図8-41 金属の融解

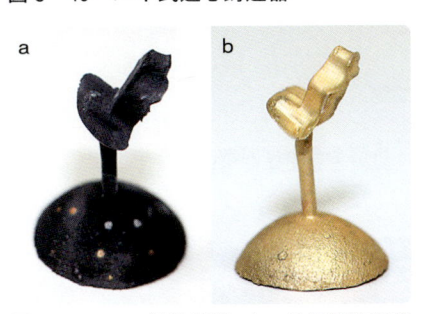

図8-42 a：鋳造直後．b：希塩酸洗浄後

表8-1 インレー用金属の種類

1）金合金
　ADA（アメリカ歯科医師会）規格およびISO（国際標準化機構）規格により，タイプⅠ～Ⅳに分けられている．

＜タイプⅠ金合金＞
- 展延性に富み（薄く伸びやすい），辺縁を容易に圧接することができる．
- 弾性限が低く曲がりやすい．
- 熱処理により硬くすることができない．
- 1級，3級，5級インレー．

＜タイプⅡ金合金＞
- タイプⅠより丈夫で腰が強い．
- 伸びはほとんど変わらない．
- 熱処理すればいくらか硬くなる．
- 2級や4級のインレー，ブリッジには不適．

＜タイプⅢ金合金＞
- 通称白金加金．
- 硬さ，引っ張り強さが大きい．腰も強い．
- 展延性はやや少ない．
- 熱処理すればさらに丈夫になる．
- 連結修復物，薄い3/4冠．

＜タイプⅣ金合金＞
- タイプⅢより白金，パラジウムの含有量が多い．
- 熱処理により相当硬くなる．
- 熱処理によりもろくなる．
- クラスプや鋳造床．

2）金銀パラジウム合金
- JIS規格で銀40％以上，パラジウム20％以上，金12％以上と規定されている．
- 12％金銀パラジウム合金が保険適応になっている．
- 融点の高いパラジウムを多く含むため金合金より溶けにくい．
- 融解中にガスを吸収しやすい．
- パラジウムや金の高騰が現在問題になっている．

3）銀合金
- JIS規格では銀の含有量は60％以上．1種と2種に分類．
- 1種：主にインレーに使用．2種：主にバー，クラウンに使用．
- 耐蝕性の欠如．硫化作用により黒変．
- 柔らかく仕上げ研磨が容易．
- もろく，縁端強さが弱い．
- 辺縁の厚みは，45～60度必要．

4）コバルトクロム合金
- 硬く，強い．耐熱性に富む．
- 金合金に勝る耐蝕性．
- 比重は金合金の1/2．
- 高融のため鋳造性に問題．

5）ニッケルクロム合金
- 物理化学的性能では，Ⅲ型金合金に匹敵．
- ニッケルによるアレルギーが問題．

6）純チタン
- 耐蝕性がよく，軽くて強い．
- 人体に対し無害．組織親和性がよい．
- 鋳造が難しい．研磨しづらい．

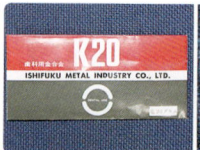

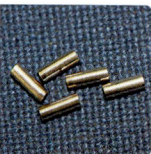

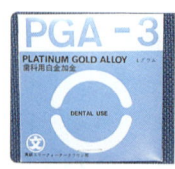

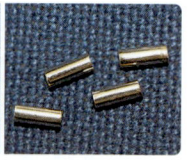

タイプⅡ金合金

タイプⅢ金合金

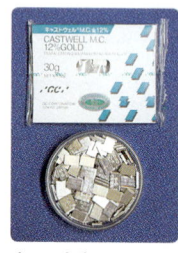

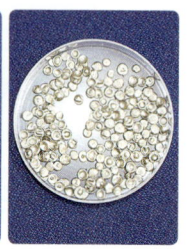

左：金銀パラジウム合金，右：銀合金

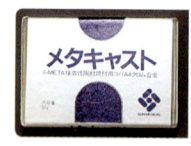

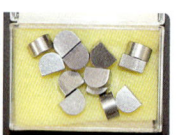

コバルトクロム合金

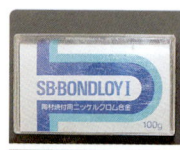

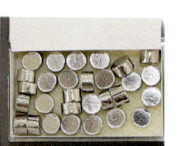

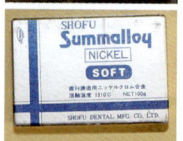

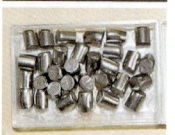

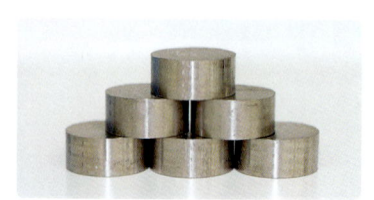

ニッケルクロム合金

純チタン

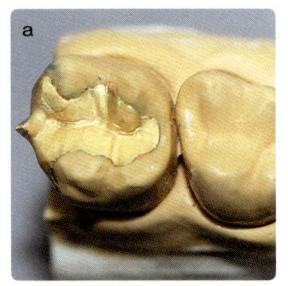

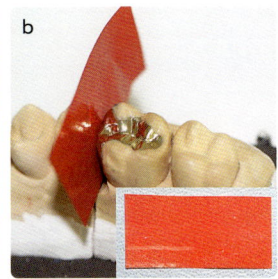

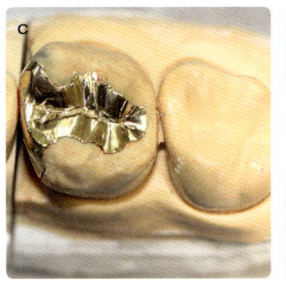

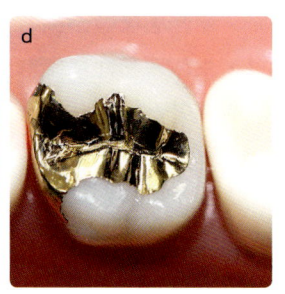

図 8-43 仕上げ研磨
a：鋳造体を模型に試適．b：隣接面の調整（右下：爪で引っ掻いたような傷）．c：仕上げ研磨・調整が完了した状態．
d：装着完了．

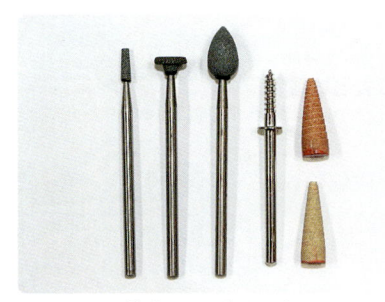

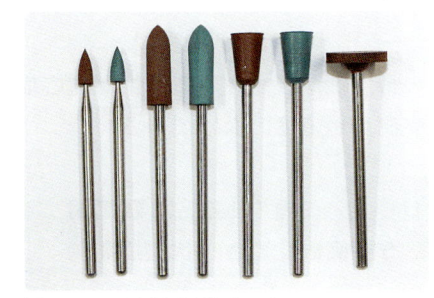

図 8-44 仕上げ用ポイント

図 8-45 研磨用ポイント

（6）仕上げ研磨（図 8-43～45）

　鋳造体内面に気泡などの鋳造欠陥がないことを確認後，注意深く歯型に試適する．内面や辺縁部の適合状態に問題がないことを確認したらスプルー線を切断し，隣接面と咬合面の調整を行う．調整終了後カーボランダムポイントとサンドペーパーコーンで仕上げを行った後，茶のシリコーンポイント，青のシリコーンポイント，グリーンルージュの順で研磨を行う．

8-3 セラミックインレー（ポーセレンインレー）修復

　セラミックス（ポーセレン）を用いて製作したインレーを接着性レジンセメントで合着する修復法をいう．近年のセラミックスは圧縮強さ，引っ張り強さ，曲げ強さなどの理工学的性質が向上し，さらに製作法が改良され，審美的修復の要望の高まりとともに臨床で用いられる機会が多くなった．

1）セラミックインレーの特徴
＜長所＞
- 天然歯に似た色調，光沢で審美的である．
- 口腔内で着色，変色が極めて少ない．
- 唾液に溶解せず化学的に安定である．
- 耐摩耗性が優れている．
- 熱や電気の不良導体である．

- 熱膨張係数が歯質に近似している．
- 生体親和性に優れ，歯周組織に対する為害性が少ない．

＜短所＞
- 製作過程が煩雑である．
- 縁端強度が弱いため，窩縁斜面を付与してエナメル質を保護できない．
- 歯質削除量が多い．
- 適合性に問題があり，複雑な窩洞には適さない．
- 色調が合わせにくい．
- 辺縁の調整が困難である．

2）セラミックインレーの適応症と禁忌症

以前は前歯や小臼歯の審美性が要求される部位が適応症であったが，近年は臼歯の1級，2級窩洞が適応症となっている．

＜適応症＞
- 咬合力があまり加わらない臼歯の1級，2級窩洞
- 前歯の3級，4級，5級窩洞，くさび状欠損窩洞

＜禁忌症＞
- 過大な咬合力が加わる窩洞
- 歯ぎしりなどの悪習慣のある患者

3）セラミックインレー修復の臨床術式と補助（印象含む）（図8-46）

（1）局所麻酔，（2）窩洞形成，（3）歯髄保護，（4）窩洞の清掃，（5）歯肉排除，（6）印象採得，（7）対合歯の印象採得，（8）咬合採得まではメタルインレー修復の術式と同じである．セラミックインレー窩洞はメタルインレー窩洞に比べ，外開きの程度を大きくし，線角は丸め，修復物の厚みが十分とれる深さに形成する．歯肉側窩縁はショルダータイプ（有肩）また

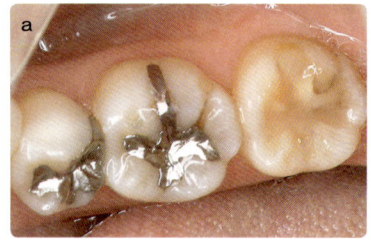

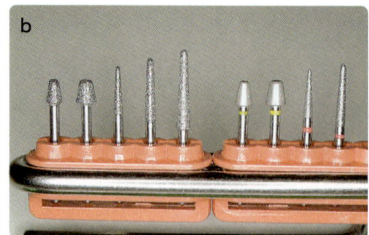

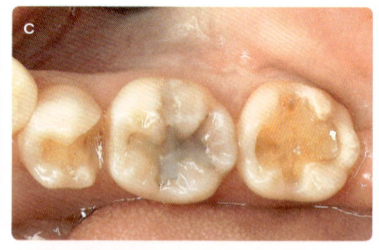

図8-46 セラミックインレー修復の臨床術式
a：窩洞形成前（咬合面観）．
b：形成に使用したダイヤモンドポイント．
c：窩洞形成完了．
d：精密印象採得．

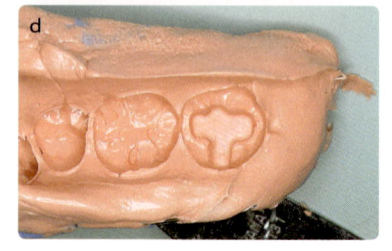

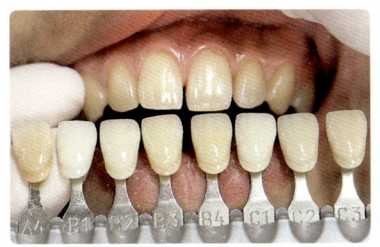

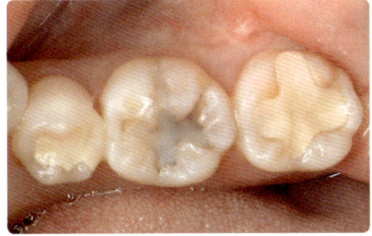

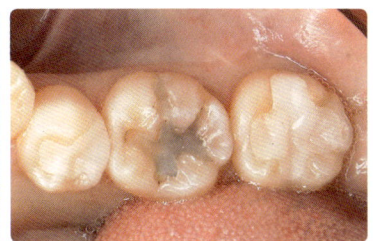

図8-47 ユニットのライトを消し色合わせをする

図8-48 暫間インレー仮着

図8-49 口腔内試適，隣接面のコンタクト調整

はディープシャンファータイプ(凹肩)にする．窩縁斜面は付与しない．
(9) シェードテイキング(色合わせ)(図8-47)
　ユニットのライトを消し，色見本(シェードガイド)により色の選択を行う．デジタルカメラで色見本を含めた写真撮影を行うとより審美的な修復が可能である．
(10) 仮封(図8-48)
　形成面の汚染防止，咬合接触関係の保持のため即時重合レジンで暫間インレーを製作し，非ユージノール系セメントで仮着するか軟性レジンまたは非ユージノール系セメントで仮封する．ユージノール系セメントを使用すると，残存したユージノールが接着性レジンセメントの硬化を阻害する．
＜診療補助＞
　診療補助はメタルインレー⇒(9)，(10)：p.105，106を参照
(11) 技工作業
　インレー体を製作する⇒8-3の4)：p.117を参照
(12) 仮封材の除去
　窩洞に残置したセメントをきれいに除去する．
(13) インレー体の試適・調整(図8-49)
　インレー体を窩洞に試適し適合状態と隣在歯との接触状態をチェックする．このとき無理な力を加えるとインレー体が破折する危険があるので注意する．また咬合調整は合着後に行う．インレー体は軽くエアーを吹き付け，少し浮き上がらせてから除去する．2級窩洞の場合は，隣接面にインレーリムーバーのチップを挿入し，軽く力を加えると除去しやすい．
＜診療補助＞
　・デンタルフロスまたはコンタクトゲージ，咬合紙を歯科医師に手渡す．
　・歯科医師の手元にライトを当てエアーを吹きかけて粉塵の除去を行う．
(14) インレー体内面の処理(図8-50)
　インレー体と接着性レジンセメントとの強固な接着を得るためインレー体内面をアルミナによる**サンドブラスト処理**を行う．従来はフッ化水素酸処理を行っていたが，この薬液が危険なため最近はフッ化水素酸処理は行わず，リン酸溶液(エッチング材)で内面の洗浄を行った後水洗・乾燥する．

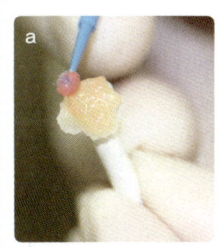

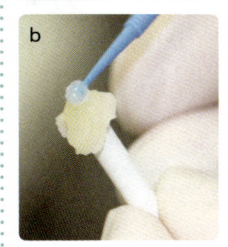

図8-50 a：インレー体表面のリン酸処理．b：インレー体表面のシラン処理

サンドブラスト処理
主にアルミナ(酸化アルミニウム)の粉末を圧縮空気で修復物内面に吹き付け，修復物の被着面に微細な凹凸を形成し接着性レジンとの接着を強化する方法．

さらに接着性レジンセメントとの化学的結合を得るため，シランカップリング材(セラミックプライマー)を塗布する．

＜診療補助＞
- インレー体をインレーキャリアーに装着する(インレー体の装着方向に付ける)．
- マイクロブラシにリン酸溶液を塗布し歯科医師に手渡す．
- マイクロブラシにセラミックプライマーを塗布し歯科医師に手渡す．
- 歯科医師の手元にライトを当てる．

(15) 歯面処理

歯面を十分に水洗乾燥した後，簡易防湿を行う．次いで，使用する接着性レジンセメントの使用法を遵守し歯面処理を行う．エナメル質はリン酸処理を行うとより効果的である．

＜診療補助＞
- ディスポーザブルダッペンにリン酸溶液と歯面処理液を準備する．
- リン酸溶液をマイクロブラシに付け歯科医師に手渡す．
- 歯面処理液をマイクロブラシに付け歯科医師に手渡す．

(16) 装着(図8-51)

練和した接着性レジンセメントをインレー体に塗布し窩洞に挿入し圧接する．溢出したセメントをアルコール綿球で除去し適合状態を確認する．正しい位置に挿入され適合状態に問題がないことを確認したら残置したセメントをアルコール綿球で除去する．隣接面のセメントはデンタルフロスにて除去する．セメント除去完了後，光照射を行う．硬化後セメントを除去するのは非常に困難である．光照射後マージン部のセメントの硬化をより確実に行うため，**オキシガード**を塗布しロールワッテを咬ませる．

＜診療補助＞
- 練和したセメントをインレー体内面に均一に塗布し歯科医師に手渡す．
- 窩洞内面にセメント泥を塗布する場合は，余剰セメントとヘラ型充填器を歯科医師に手渡す．
- アルコール綿球，デンタルフロス，オキシガード，ロールワッテの順に歯科医師に手渡す．

オキシガード
空気遮断材．インレー体装着後，辺縁部に露出したセメントの表面に塗布することにより，空気中の酸素との接触が遮断されセメントが完全に硬化する．酸素はレジンの硬化を阻害する．

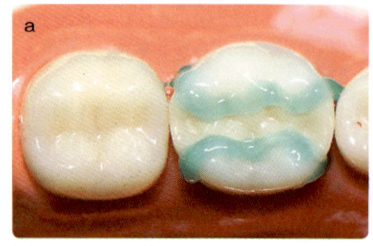

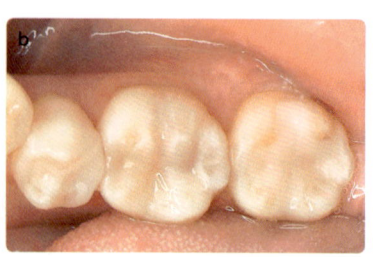

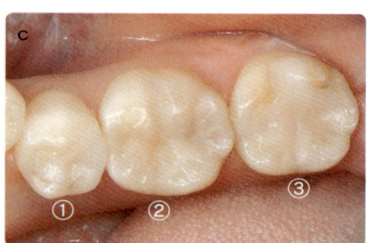

図8-51 装着
a：マージン部にオキシガードを塗布．b：合着．c：合着後6か月経過(①，③セラミックインレー，②コンポジットインレー)．

(17)咬合調整

　セメント硬化後咬合調整を行う．咬合調整終了後，微粒子ダイヤモンド配合シリコンポイント（コンポマスター®）にて最終研磨を行う．
＜診療補助＞
　・咬合紙を咬合紙ホルダーに装着し歯科医師に手渡す．

4）セラミックインレーの製作法

　セラミックインレーの製作法としては，焼成法，鋳造法（キャスタブルセラミック法），ミリング法（削り出し法），加圧法（押し出し法）がある．

（1）焼成法

　窩洞模型を複印象し，耐火模型材を注入した耐火窩洞模型を製作する．耐火窩洞模型に陶材粉末を築盛・焼成し製作する．

（2）鋳造法（キャスタブルセラミック法）

　メタルインレーと同様の方法でワックスアップしたパターンを，専用の埋没材，鋳造機を用いてセラミック**インゴット**を鋳造する．

　この方法は，メタルインレーと製作工程がほとんど同じなため，焼成法のような熟練を必要としない反面，セラミックインゴットの色が少ないため色調の再現が難しい欠点がある．

（3）ミリング法（削り出し法）

　①CAD/CAM法（Computer Aided Design/Computer Aided Manufacturing）

　窩洞形成歯をCCDカメラで撮影しコンピュータに記録させる（光学印象）．そのデータをもとに，セラミックブロックを削り出す方法．このシステムにセレックシステムがある．これは光学印象モニター上での設計以外操作が不要なため，焼成法のような技術的な熟練を必要としない．しかしセラミックブロックの色が少ないため色調の再現が難しい欠点がある．

　②ならい加工法（Celay system：Ceramic inlay system）

　間接法用模型上でレジンインレー（プロインレー）を製作し，そのレジンインレーをもとに合い鍵を作る要領でセラミックブロックを削り出し，セラミックインレーを作る方法．メタルインレーのような埋没や鋳造をする必要はないが，セラミックブロックの色が少ないため色調の再現が難しい欠点がある．

（4）加圧（押し込み）法

　鋳造法と同様にワックスパターンを製作した後，専用の埋没材で埋没した後，セラミックインゴットを加熱軟化し，真空下で鋳型に加圧注入してインレー体を製作する方法．この方法も，焼成法のような技工士の熟練度に左右されることなく寸法安定性に優れたインレー体を製作することができる．しかし，この材料もセラミックインゴットの色が少ないため色調の再現が難しい欠点がある．

　以下，セラミックインレーの製作手順を示す（図8-52）．

インゴット
塊のこと．

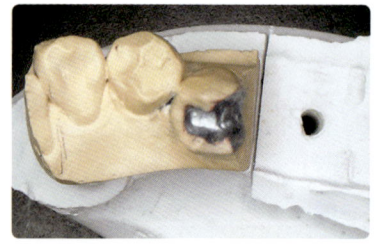

①作業模型製作，スペーサーの塗布 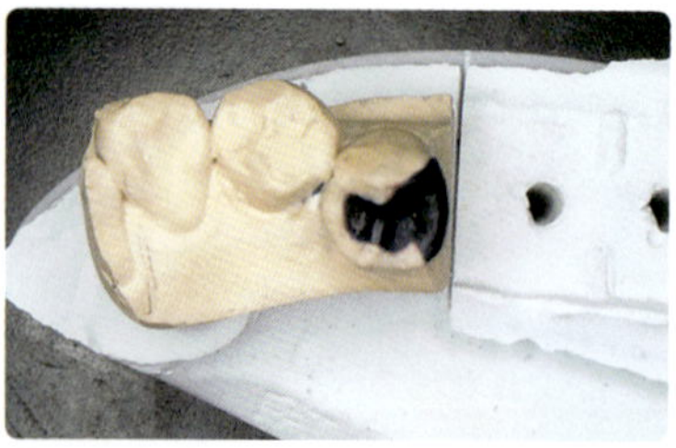　②ろう型採得（通常のワックスアップ） 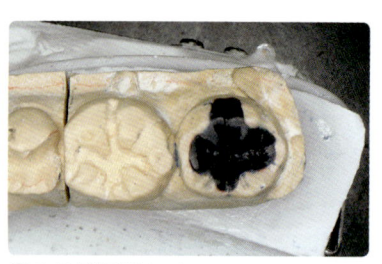　③ろう型採得（通常のワックスアップ）

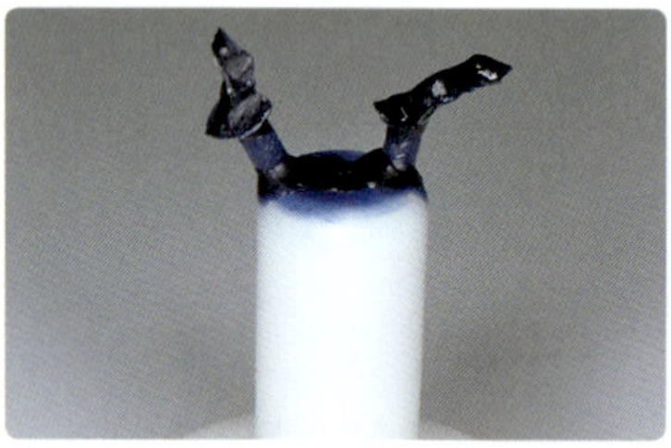

④ワックスパターンの植立 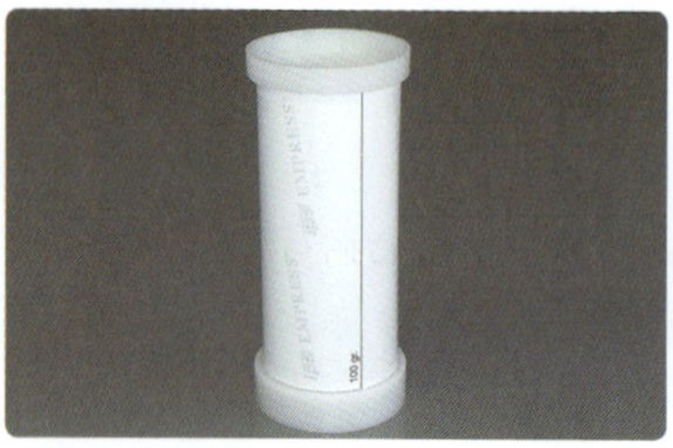　⑤エンプレス専用ペーパーリング 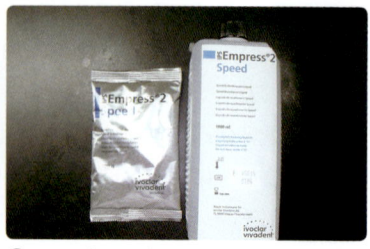　⑥エンプレス専用埋没材

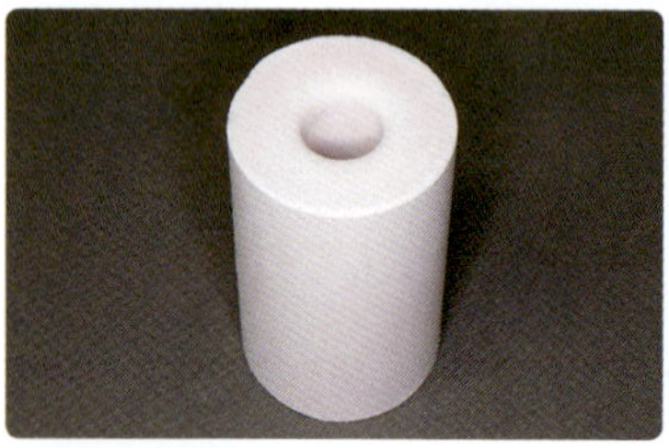

⑦埋没後445分後にペーパーリングと円錐台を外す 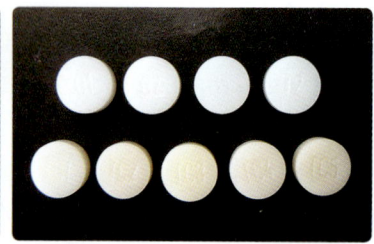　⑧各種インゴット　⑨インゴットの予備加熱（常温→850℃），鋳型の加熱（60分間係留）

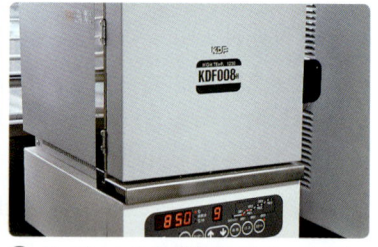

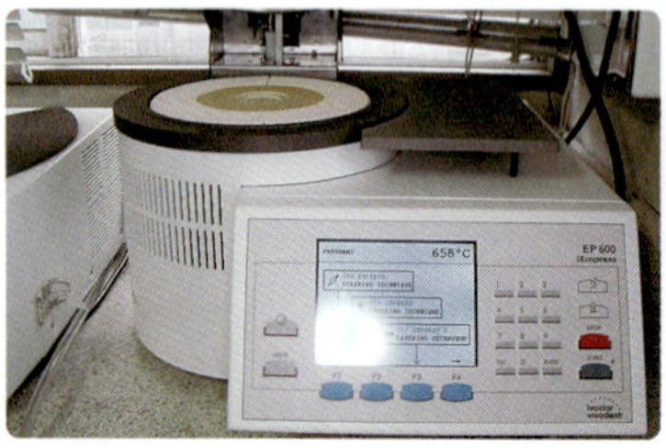

⑩加圧成形：IPSエンプレス　⑪加圧成形：押し棒　⑫加熱した鋳型をプレスファーネスにセットする

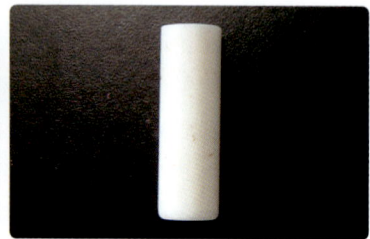

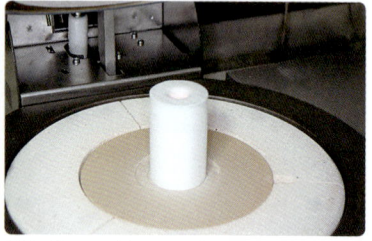

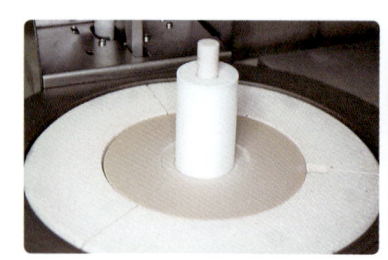

⑬鋳型の中にインゴットをセットし，その上から押し棒を挿入する　⑭プログラムを作動→1075℃に上昇，20分後鋳型に圧入される 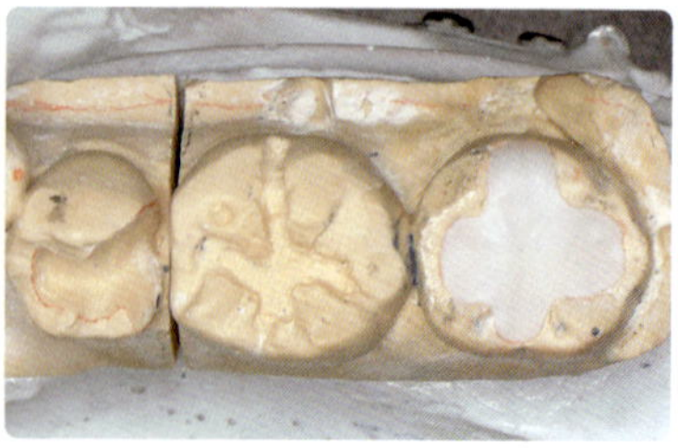　⑮作業用模型試適

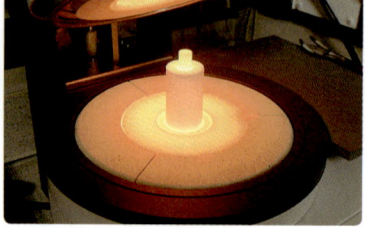

図8-52　セラミックインレーの製作手順（①〜⑮）

8-4 コンポジットレジンインレー修復

コンポジットレジンで製作したインレーを接着性レジンセメントで合着する修復をコンポジットレジンインレー修復という．

1) コンポジットレジンインレーの特徴

コンポジットレジンインレーの長所はセラミックインレーとほぼ同様で8-3の1)が該当する(⇒p.113参照)．ここでは直接法コンポジットレジン修復に対する特徴を列記する．

＜長所＞
- 多方面からの十分な光照射や硬化後の加熱処理により重合率が向上し，機械的強度や耐摩耗性が向上している．
- 隣接面形態，咬合面形態や接触点を適切に付与できる．
- レジンの重合が口腔外で完了しているため，重合収縮による**コントラクションギャップ**の発生を防止できる．
- チェアタイムが短縮できる．

＜欠点＞
- 外開き窩洞を形成するため歯質の削除量が多くなる．
- セメント層が介在するため，経時的にセメントの摩耗が起こる．
- 印象採得や技工操作など作業ステップが多くなる．
- 2回以上の来院が必要である．
- 直接法レジン充填に使用するボンディング材に比べ接着性レジンセメントの接着強さは弱い．

コントラクションギャップ
⇒p.90参照

2) コンポジットレジンインレーの適応症と禁忌症

コンポジットレジンインレーの適応症はセラミックインレーの適応症と同じである．しかし，近年のハイブリッドレジンで製作されたレジンインレーでは咬頭被覆のアンレーでも使用可能とされている(図8-53)．

＜適応症＞
- 咬合力があまり加わらない臼歯の1級，2級窩洞
- 前歯の3級，4級，5級窩洞，くさび状欠損窩洞

＜禁忌症＞
- 過大な咬合力が加わる窩洞
- 歯ぎしりなどの悪習慣のある患者

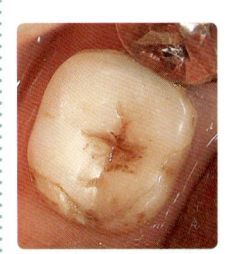

図8-53 コンポジットレジンインレー装着後，破折もなく良好に経過している．

3) コンポジットレジンインレー修復の臨床術式と補助(印象含む)(図8-54)

コンポジットレジンインレー修復の臨床術式と診療補助はセラミックインレー修復の臨床術式と補助と同様である(⇒p.114参照)．

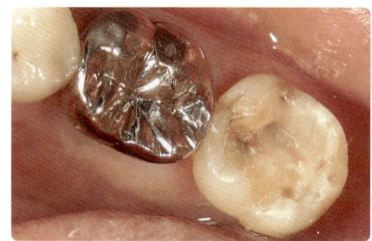

①窩洞形成完了 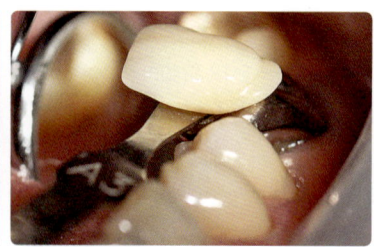　②色合わせ（シェードテイキング） 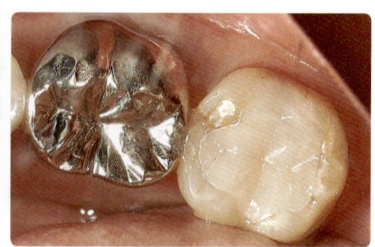　③試適

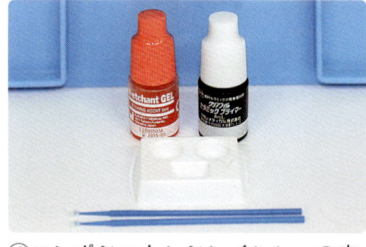

④コンポジットレジンインレーの内面処理に使用する材料（中：ディスポーザブルダッペン，下：マイクロブラシ）

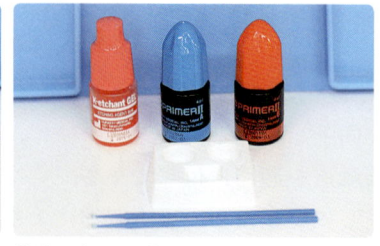

⑤歯面処理に使用する材料（中：ディスポーザブルダッペン，下：マイクロブラシ）

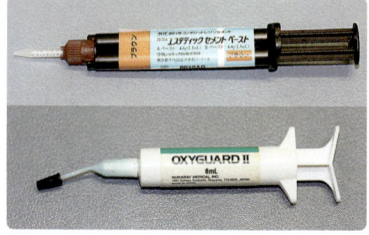

⑥接着性レジンセメント（上）と空気遮断材（下）

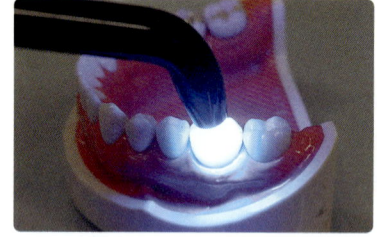

図8-54　コンポジットレジンインレー修復の臨床術式（①～⑧）

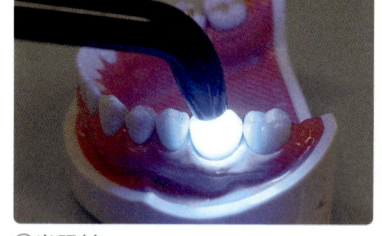

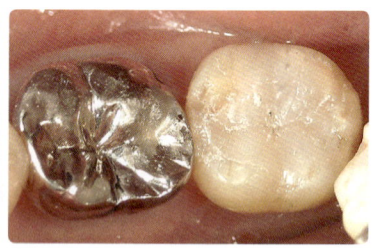

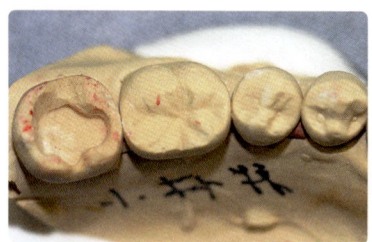

⑦光照射　⑧合着

図8-55　歯列模型（左）とコンポジットレジンインレー用材料（右）

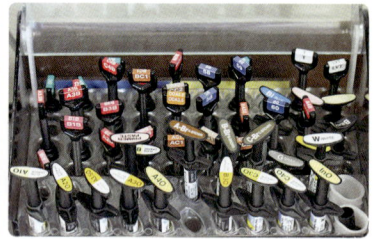

4）コンポジットレジンインレーの製作法（図8-55）

　作業模型の製作まではメタルインレーの製作と同様である．**アンダーカット部**は模型修正材で必ず**ブロックアウト**する必要がある．一般的なコンポジットレジンインレーの製作法を以下に示す．

（1）分離材の塗布（図8-56）

　模型からインレー体の離型を容易にするため，支台歯および隣在歯，対合歯に分離材を塗布する．

アンダーカット部
窩洞側壁部の凹み．

ブロックアウト
凹んだ部分を修正材で埋め平坦にすること．

chapter 8　インレー修復

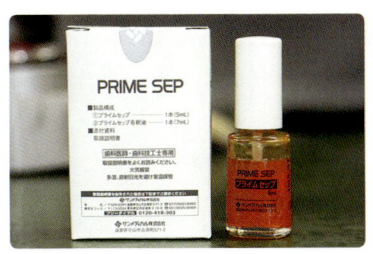

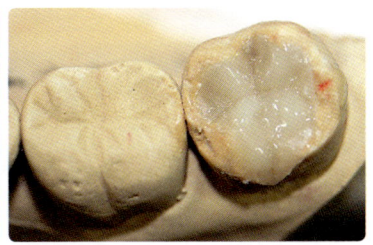

①分離材 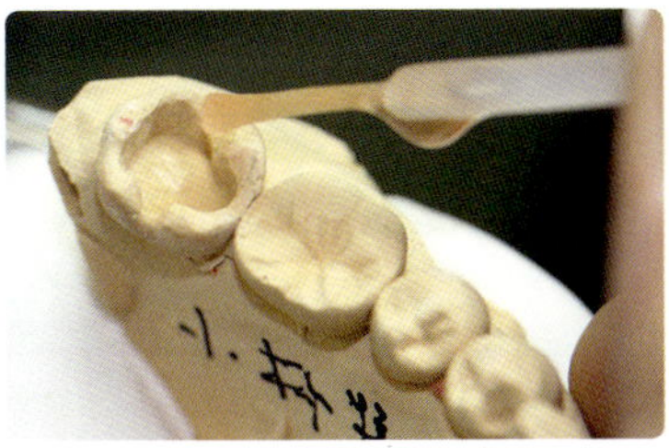　②分離材塗布 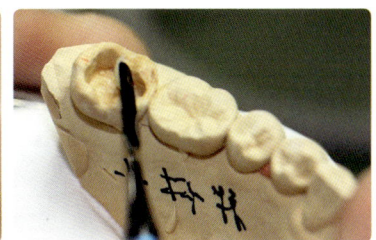　③築盛
④形態付与 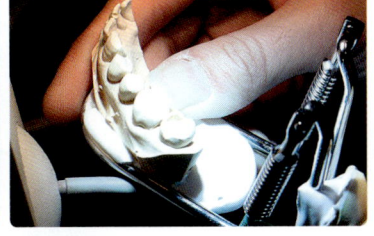　⑤予備光照射　⑥付形完了 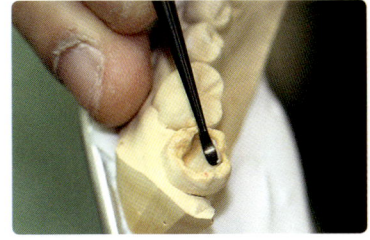

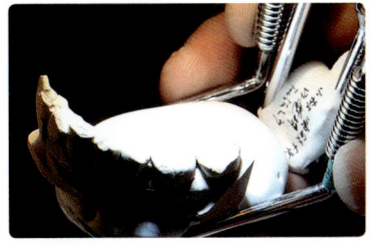

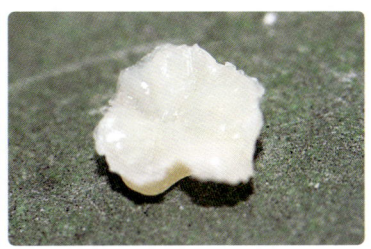

図8-56　分離剤の塗布，コンポジットレジンの築盛，光重合（①〜⑧）

⑦最終光照射　⑧インレー体の取り出し

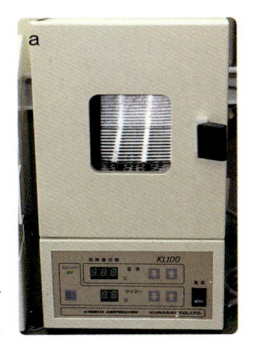

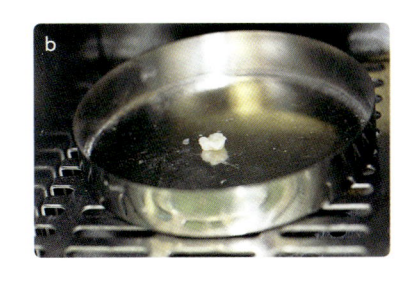

図8-57　加熱重合
メタルシャーレの中にコンポジットレジンインレーを置き加熱重合する．

（2）コンポジットレジンの築盛，光重合
　シェードテイキングで得られた色調のレジンを気泡を入れないように填入し，付形した後光重合する．

（3）加熱処理（図8-57）
　専用の加熱重合機を使用し100〜120℃で約15分間熱処理し，コンポジットレジンの重合率を向上させる．

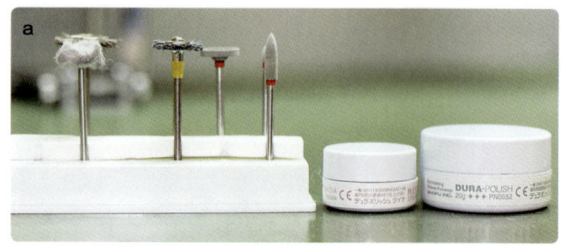

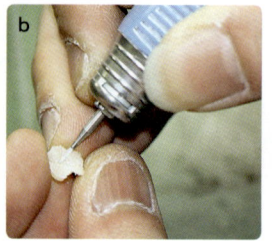

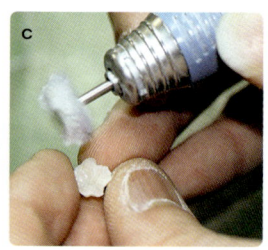

図8-58 形態修正・仕上げ研磨
a：仕上げ研磨用器材．b：形態修正．c：研磨・つや出し．

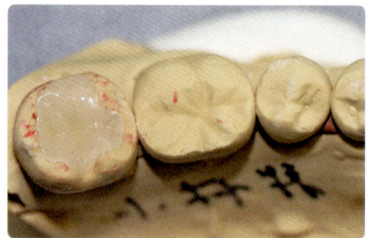

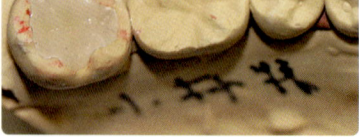

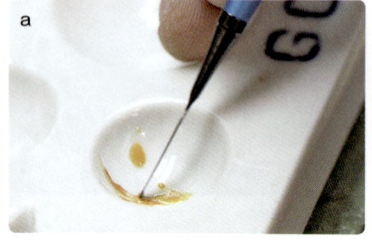

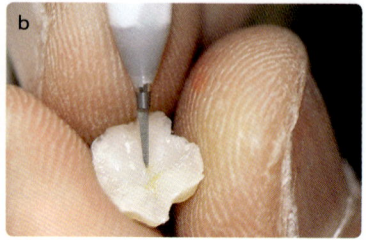

図8-59 インレー体完成

図8-60 ステイン（着色）
a：ステインの調合．b：ステインの塗布

（4）形態修正・仕上げ研磨（図8-58, 59）
　注意深くインレー体を歯型に戻し接触点の調整と咬合関係の調整を行う．カーボランダムポイント，ホワイトポイントで仕上げを行った後ダイヤモンド微粒子配合シリコンポイントで研磨を行う．
（5）ステイン（着色）（図8-60）
　より自然観のあるインレー体にするため裂溝部にステインを塗布する．
（6）グレージング（つや出し）
　材料によっては，インレー体表面の光沢を得るため，表面にグレージング材を塗布し光重合する．

参考文献

1）全国歯科衛生士教育協議会（編）. 新歯科衛生士教本　保存修復学・歯内療法学. 東京：医歯薬出版，2000, p.108-137.
2）全国歯科衛生士教育協議会（監修）. 最新歯科衛生士教本　歯の硬組織・歯髄疾患　保存修復・歯内療法. 東京：医歯薬出版，2010；62-72, 97-105.
3）岩久正明，河野　篤，千田　彰，田上順次. 保存修復学21　改訂版. 京都：永末書店，2002；193-224, 267-292.
4）平井義人，寺中敏夫，寺下正道，千田　彰. 保存修復学　第5版. 東京：医歯薬出版，2007；223-278.
5）総山孝雄. 鋳造修復. 京都：永末書店. 1974；217-314.
6）橋本弘一，和久本貞雄，谷　嘉明，水川一広，中井宏之，根本君也. 歯科材料と臨床. 東京：医歯薬出版，1978；73-145.
7）土谷裕彦，片山伊九右衛門，和久本貞雄（編）. 歯科衛生士教育マニュアル　新編保存修復. 東京：クインテッセンス出版，2007；66-102.

復習しよう！

1 コンポジットレジンインレーの合着に使用するセメントはどれか．
a　リン酸亜鉛セメント
b　カルボキシレートセメント
c　グラスアイオノマーセメント
d　接着性レジンセメント

2 メタルインレーの咬合調整に使用する器具はどれか．2つ選べ．
a　カーボランダムポイント
b　フィッシャーバー
c　ラウンドバー
d　シリコーンポイント

3 メタルインレーの仕上げ研磨で3番目に使用するのはどれか．
a　茶のシリコーンポイント
b　サンドペーパー
c　カーボランダムポイント
d　青のシリコーンポイント

4 2級インレーの隣接面の調整で必要でないのはどれか．
a　デンタルフロス
b　咬合紙
c　マトリックスバンド
d　コンタクトゲージ

5 印象採得後に放置した場合，変形が大きい印象材はどれか．2つ選べ．
a　寒天印象材
b　付加重合型シリコーンゴム印象材
c　ポリサルファイドゴム印象材
d　アルジネート印象材

6 正しい組合せはどれか．2つ選べ．
a　超硬石膏―――アルジネート印象
b　普通石膏―――歯列模型
c　埋没材―――鋳造
d　スプルー線―――ワックスパターン

7 インレーの鋳造に必要でないのはどれか．2つ選べ．
a　円錐台
b　フラックス
c　プライマー
d　コンタクトゲージ

8 セラミックインレーで正しいのはどれか．2つ選べ．
a　色合わせはユニットのライトを付けて行う
b　窩縁斜面は付与しない
c　デュアルキュア型接着性レジンセメントを使用する
d　十分に咬合調整後合着する

9 コンポジットレジンインレー修復で使用しないのはどれか．
a　リン酸溶液
b　セラミックプライマー
c　ボンディング材
d　光照射器

10 咬合採得に用いるのはどれか．2つ選べ．
a　寒天
b　シリコンラバー印象材
c　アルジネート印象材
d　パラフィンワックス

11 インレー装着後の余剰セメントの除去に必要なのはどれか．2つ選べ．
a　コンタクトゲージ
b　インレーセッター
c　探針
d　デンタルフロス

＜解答＞
1：d
2：a, d
3：a
4：c
5：a, d
6：c, d
7：c, d
8：b, c
9：c
10：b, d
11：c, d

chapter 9 ラミネートベニア修復

学習目標

- □ ラミネートベニア修復の特徴を説明できる．
- □ ラミネートベニア修復の種類を説明できる．
- □ ラミネートベニア修復の適応症と禁忌症を説明できる．
- □ ラミネートベニア修復の治療手順を説明できる．
- □ ラミネートベニア修復のメインテナンスを説明できる．

9-1 ラミネートベニア修復

1）ラミネートベニア修復の特徴

　ラミネートベニア修復は主に前歯の変色，形態異常，硬組織疾患などの審美的な障害を改善する目的で，唇・頬側の全部または一部のエナメル質表面を削除して（口蓋・舌側は切削しない），審美的な材料の薄い板（ベニア）を貼り付ける前装修復法である．歯質の削除量が少ないため，歯に障害をほとんど与えることがなく，歯質保存的な低侵襲性治療で，安全性の高い方法である．

　この修復法はレジン接着技法の進歩が大きく貢献しており，審美修復に対する社会の関心の高まりとともに近年，歯科臨床に広く用いられるようになった．

　ラミネートベニア修復の特徴を挙げると，以下のとおりとなる．
- 歯質保存的（低侵襲性な修復）である．
- 審美的である．
- 接着性に優れ，長期にわたる耐久性をもつ．
- 歯髄，歯周組織に対する障害が少ない．
- 前歯の接触誘導に変更がない（咬合に影響しない）．

2）ラミネートベニア修復の種類

（1）レジンベニア修復

　①コンポジットレジン直接法

　エナメル質を形成した面に直接コンポジットレジンを接着・被覆する方法である（図9-1）．即日処置が可能であり，技工操作が必要ないという利点はあるが，変色の強い場合は色の再現性に難点がある．また，マニキュアのように液状レジンを塗布する方法もある（図9-2）．

　②レジンラミネートベニア法

　エナメル質を形成した面の酸処理を行い，既製あるいは間接法で作製し

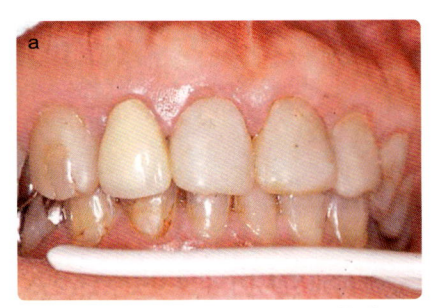

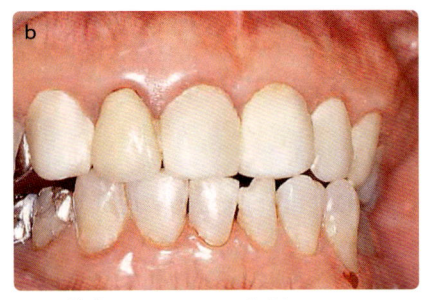

図9-1　コンポジットレジン直接法によるベニア修復（a：術前，b：術後）

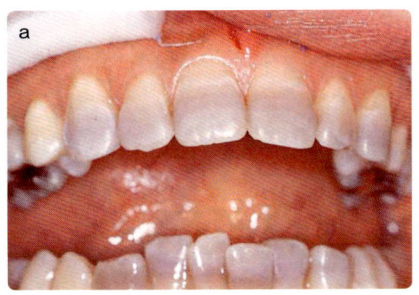

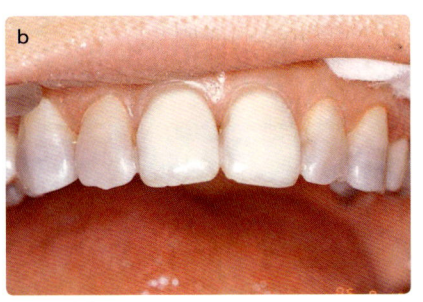

図9-2　コンポジットレジン直接法によるベニア修復（液状レジンによる塗布法，a：術前，b：術後）

たレジンのラミネートベニアを接着性レジンセメントで接着させる方法である．ポーセレンベニアに比べて耐久性に劣り，経時的に変色や着色が起こる．

(2) ポーセレンラミネートベニア修復

　エナメル質を形成した面を酸処理し，間接法で作製したポーセレンのラミネートベニアを接着性レジンセメントで接着させる方法である．ポーセレンラミネートの作製は**焼成法**，**ミリング法**（CAD/CAM またはならい加工），鋳造法などがある．ポーセレンは色彩再現性や組織親和性に優れ，長期間審美性を保持できる．薄いポーセレンベニアは歯と接着し，一体化して相当の強さを発揮する．

3) ラミネートベニア修復の適応症と禁忌症

　色彩および形態の改善や回復を必要とする歯が対象となる．しかし，唇・頰側前面を薄いベニアで被覆することから適応範囲は限られてくる．適応症，禁忌症を大きく分けると以下のようになる．

＜適応症＞
- 発育異常歯（円錐歯，**エナメル質形成不全**または減形成，**ハッチンソン歯**，**ターナー歯**，**斑状歯**，**矮小歯**：図9-3）
- 変色歯・着色歯
- う蝕症（浅在性かつ広範囲のう蝕：図9-4）

焼成法
ポーセレン粉末を歯冠形態に築盛した後にこれを加熱して焼き固める操作．焼成温度はポーセレン粉末の種類によって700〜1300℃の範囲がある．大気焼成と真空焼成がある．

ミリング法
セラミックス，コンポジットレジン，金属を削り出すシステムをいう．

エナメル質形成不全
遺伝的因子によりエナメル芽細胞の障害によってエナメル質に形成不全，石灰化不全が生じる疾患．

ハッチンソン歯
先天性梅毒の3徴候のひとつ．歯の形態異常．切縁部にかけて幅径がやや小さい洋樽状で，切縁部に浅い半月状のへこみがみられる．

ターナー歯
先行乳歯の根尖性歯周炎によって後継永久歯に限局して出現するエナメル質減形成．

斑状歯
歯の石灰化期に水道水フッ化物添加などにより過剰なフッ化物を長期間継続して摂取することで発現する歯の構造異常．軽度ではエナメル質に白斑が生じる．重症になると褐色斑が生じる．

矮小歯
正常な歯よりも歯の大きさが著しく小さいもの．円錐歯，円筒歯などがみられる．

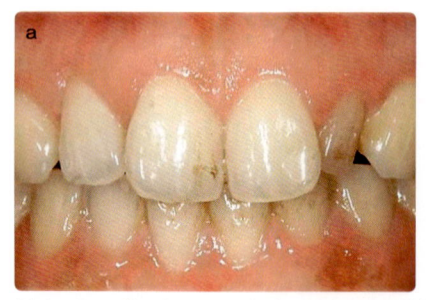

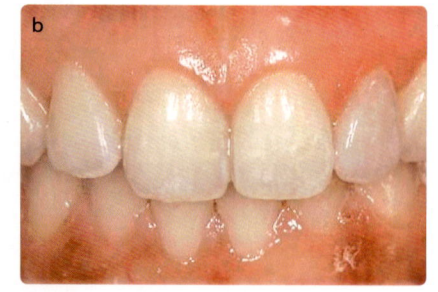

図9-3　ポーセレンラミネートベニア修復（矮小歯，a：術前，b：術後）

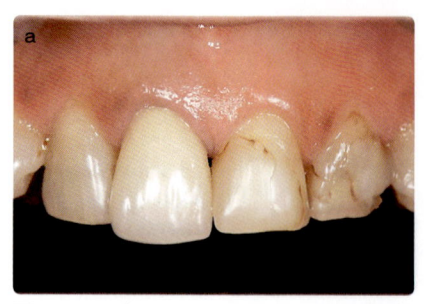

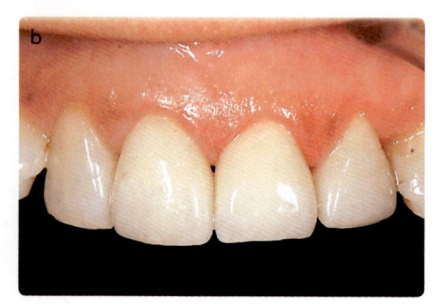

図9-4　ポーセレンラミネートベニア修復（う蝕症，a：術前，b：術後）

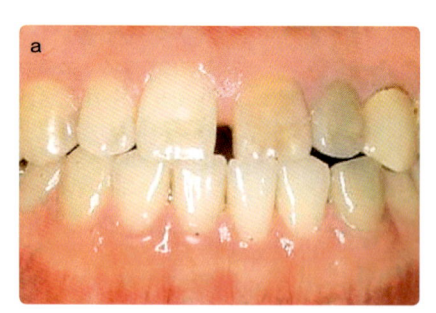

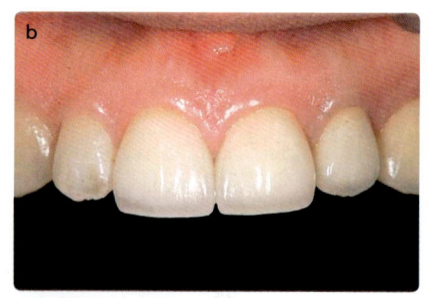

図9-5　ポーセレンラミネートベニア修復（歯間離開と変色歯，a：術前，b：術後）

- **侵蝕症，摩耗症**
- 軽度の位置異常歯（歯間離開，捻転，傾斜：図9-5）

＜禁忌症＞
- 歯周疾患のために臨床操作が不完全になり易い場合（口腔衛生状態が不良なもの）
- 咬合圧が過度に加わる歯（切端咬合や歯ぎしりの習慣のある患者）
- 著しい位置異常や形態異常歯
- 歯の形成や接着面が少なくてベニアの維持が困難な歯
- 上顎大臼歯，下顎臼歯

侵蝕症
酸の作用により歯質が表在性に脱灰されること．

摩耗症
研磨性の強い歯磨剤を用いた過度の歯ブラシ，義歯のクラスプ，床縁や職業的理由などから，歯面の摩耗が生じる．

chapter 9 ラミネートベニア修復

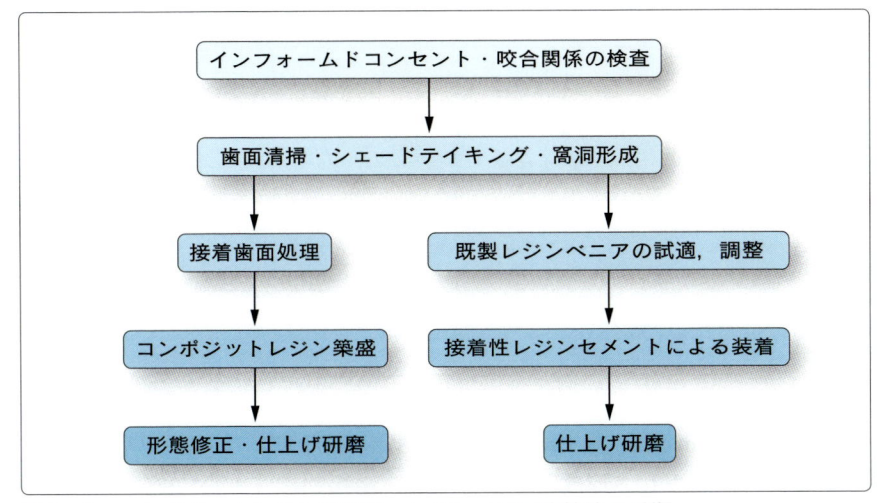

図9-6 コンポジットレジン直接法・レジンベニア直接法の手順

4）ラミネートベニア修復の臨床術式と補助
（1）レジンベニア修復
　①コンポジットレジン直接法
　口腔疾患の一般的検査項目に従って，当該歯の検査を行い，患者とのコミュニケーションを通じて本法の適応の可否を検討する．最終的には患者に選択させ，**インフォームドコンセント**を獲得する．手順はフッ化物を含有しない研磨ペーストを用いて歯面の清掃を行い，形成あるいは未形成のエナメル質面にリン酸エッチングを行う．象牙質が露出している場合にはセルフエッチングプライマーを用いることがある．その後，コンポジットレジンを分割積層法により直接填塞・被覆し，研磨を行い，**オーバーカントゥア**にならないように気をつけて修復を完了する．変色歯の場合は**オペーク色**（マスキング材）を用いるが，過剰になると自然感の乏しい修復になる．既製のレジンベニアは直接口腔内で調整後，**接着性レジンセメント**で接着させ，仕上げ研磨を行う（図9-6）．本法は治療が1回で終わり，ポーセレンラミネートベニア修復よりも安価であるなどの利点がある．その反面，ポーセレンラミネートベニア修復に比べて色彩や耐久性に劣り，チェアタイムが長くなるなどの欠点を有している．

　②レジンラミネートベニア法
　間接法で作製するレジンベニアの手順は後述するポーセレンラミネートベニア修復法とほぼ同じである．

（2）ポーセレンラミネートベニア修復
　手順は術前にプラークコントロールなどによって健康な歯周組織を確立後，う蝕や不良修復物があれば，除去して修復を行う．窩洞形成前に**シェードテイキング**を行い，患歯，隣在歯，歯肉色など口腔全体のバランスを考えて色彩選択を行う．その後，ダイヤモンドポイントで**ガイドグルーブ**を

インフォームドコンセント
患者あるいはその家族に対して病状を説明し，どのような処置が必要かを説明し，納得を得た後に，治療が実行されることになる．

オーバーカントゥア
修復物の頰舌面の膨隆が過剰な状態．自浄作用が妨げられる（⇒p.73参照）．

オペーク色
変色歯や金属などの背景色を遮断するために用いる不透明材料．

接着性レジンセメント
歯質，金属，セラミックス，コンポジットレジンなどに接着させるもので，レジンモノマーを重合硬化させて使用する合着材料．

シェードテイキング
当該歯，隣在歯，対合歯などの色を参考に修復歯の色を選択すること．

ガイドグルーブ
形成量の目安として，あらかじめ形成歯の咬合面や軸面の歯質に付与する溝．

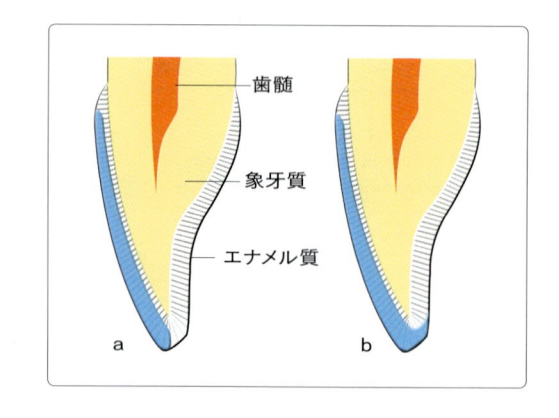

図9-7 切縁を切削しない場合（a：ラミネートベニア部分被覆型）と切削する場合（b：ラミネートベニア被覆型）

付け，唇側のエナメル質を0.3〜0.8mm程度（エナメル質内に限局される）切削し，辺縁はすべて**シャンファー形態**として形成面を仕上げる．隣接面接触点は一般にもとの歯質の接触点を残して接触点の手前までとし，切縁部は切削する場合としない場合がある（図9-7）．

　原則的に麻酔は必要としない．精密印象材を用いて印象採得し，形成面が歯肉縁下に及ぶ場合は**歯肉排除**を行う．適切な咬合関係を回復するために咬合採得を行う．暫間被覆は形成面のエナメル質を数箇所スポット状に酸処理して光重合レジンを貼り付ける．印象面に超硬石膏を注入し，作業用模型を作製する．作業用模型と色彩や形態など詳細な指示を与え，ラミネートベニアの製作を歯科技工士に依頼する．次回来院時に暫間被覆レジンを除去した後，形成歯にベニアを試適し，適合性と咬合状態を確認する．さらにベニア内面にレジンセメントを塗布して，最終的な色彩を確認する．色の調整には**モディファイヤーペースト**を用いることがある．色彩確認後のベニア内面をエタノールで清掃後，リン酸エッチングし，水洗・乾燥後，**シランカップリング剤**を塗布する．窩洞形成面はリン酸エッチング後，水洗・乾燥し，シラン処理したベニア内面には接着性レジンセメントを塗布して圧接・適合させる．この際，隣在歯にレジンセメントが付着しないように金属マトリックスなどで隔離し，溢出した余剰セメントは小筆や綿球で取り除く．その後，3秒間程度，予備的な光照射して硬化させ，ナイフやスケーラーなどで除去後，ベニアの上から40秒間以上十分に光照射して最終重合する．以上の操作は1歯ごとに行う．咬合状態の確認と調整を行い，歯頸部や隣接面部を仕上げ研磨し，最終的にポーセレン用研磨材を使用してつや出し研磨し，修復を完了する（図9-8）．

（3）術後の経過と管理

　修復された歯が長期にわたって保存されるには患者のセルフケアと術者の定期的なプロフェッショナルケアが必要である．本修復の術後経過を良好にするには歯質を残す目的で選択した治療であることと歯質を保存することの重要性を患者自身に十分理解してもらうことが重要である．術後の変化としては変色，破折，脱落，歯髄炎などが考えられる．経過観察を術

シャンファー形態
修復物の歯肉側窩縁の形状のひとつで，歯の長軸に平行な断面形状が放物線を描くように辺縁に向かって次第に薄くなっていくような形状．

歯肉排除
歯肉縁下の検査，窩洞形成，印象採得，修復材料填塞の際に歯肉溝を人為的に押し広げる（⇒ p.42参照）．

モディファイヤーペースト
色調調整材．

シランカップリング剤
セラミック表面に応用して有機高分子材料との間にシロキサン結合を生成してセラミックスと高分子材料の化学的結合を図る表面処理剤（⇒ p.135参照）．

chapter 9　ラミネートベニア修復

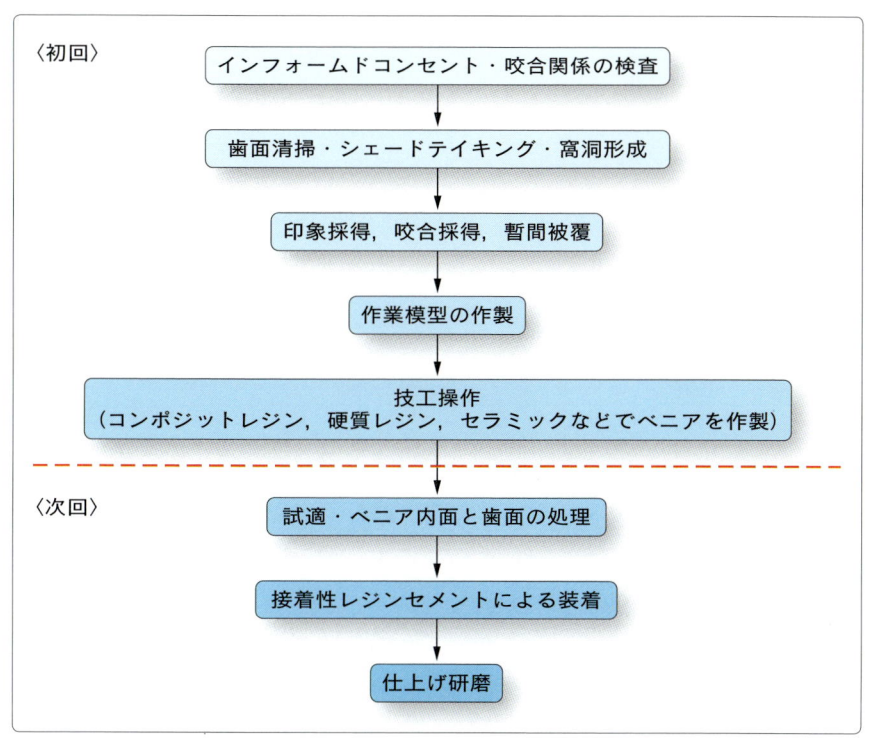

```
〈初回〉
  インフォームドコンセント・咬合関係の検査
          ↓
  歯面清掃・シェードテイキング・窩洞形成
          ↓
  印象採得，咬合採得，暫間被覆
          ↓
  作業模型の作製
          ↓
  技工操作
  （コンポジットレジン，硬質レジン，セラミックなどでベニアを作製）
------------------------------------------------
〈次回〉
  試適・ベニア内面と歯面の処理
          ↓
  接着性レジンセメントによる装着
          ↓
  仕上げ研磨
```

図9-8　レジン（間接法）・ポーセレンベニア修復法の手順

後1，2週間で行い，その後は1か月，6か月でリコールし咬合関係や歯周組織の状態を再確認する．必要があれば咬合調整を行うとともに，ブラッシング指導などにより自己管理を徹底させる必要がある．安定すれば年1回のリコールを継続し，ベニア修復だけでなく口腔全体の管理を行う．

参考文献

1) 田上順次，千田　彰，奈良陽一郎，桃井保子（監修）．第四版 保存修復学21．京都：永末書店，2011；275-284．

復習しよう！

1　ラミネートベニア修復で正しいのはどれか（'08）．
a　歯質切削量が多い．
b　歯髄為害性が大きい．
c　審美性が優れている．
d　歯肉が変色する．

2　ラミネートベニア修復の適応症はどれか．2つ選べ（'03）．
a　侵蝕症
b　変色歯
c　咬合面う蝕
d　切端咬合

3　ラミネートベニア修復用のセメントはどれか．
a　EBAセメント
b　接着性レジンセメント
c　カルボキシレートセメント
d　グラスアイオノマーセメント

〈解答〉
1：c
2：a，b
3：b

chapter 10 合着と仕上げ研磨

学習目標
- □ リン酸亜鉛セメントについて説明できる．
- □ ポリカルボキシレートセメントについて説明できる．
- □ グラスアイオノマーセメントについて説明できる．
- □ 接着性レジンセメントについて説明できる．
- □ 仕上げと研磨について説明できる．

10-1　合着・接着材（剤）

　合着とは金属やセラミックス（陶材，ポーセレン）やレジンで作製された固形修復物を，セメントを介在させ，形成歯に強固に保持させることである．合着を主目的とするセメントを合着用セメントという．

　合着用セメントには，130年にわたって使用され，現在も根強い需要があるリン酸亜鉛セメント，歯質と化学的に接着し，合着時に歯髄への刺激が少ないポリカルボキシレートセメントとグラスアイオノマーセメント，従来のグラスアイオノマーセメントにレジンセメントを加えたレジン添加型グラスアイオノマーセメント，物性に優れ，前処理を行うことにより，歯面や修復物に接着性を発揮する接着性レジンセメントなどがある．近年，接着性レジンセメントを用いた場合には「合着」ではなく，「接着」と表現されることもある．

1）リン酸亜鉛セメント

　1878年 Rostaing 兄弟が創案したセメントで，以来130年にわたり優れたセメントとして使用され続けてきている．粉末の主成分は酸化亜鉛で，液成分は正リン酸の水溶液である（図10-1）．

　粉末は軽くほぐし無圧の状態で採取する．液は容器を逆さにし，練板から約10cm 離した位置から軽く押してゆっくりと滴下させる．粉液採取後

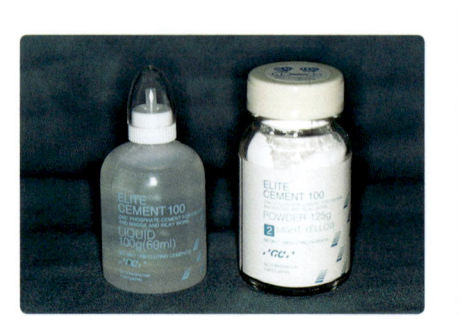

図10-1　リン酸亜鉛セメント商品例（エリートセメント）

合着用セメントの所要性質

機械的強度が強く，化学的安定性が高く，歯髄や軟組織に為害性がないことという歯科材料の一般的な性質のほかに，被膜厚さが小さく，硬化時の膨張，収縮がないこと，熱膨張係数が歯質に近く，熱や電気の不良導体であること，硬化時間や粘稠度が適度で操作性が良いことなどが挙げられる．さらにエックス線不透過性であり，歯質や修復物と接着性を有することが望ましい．

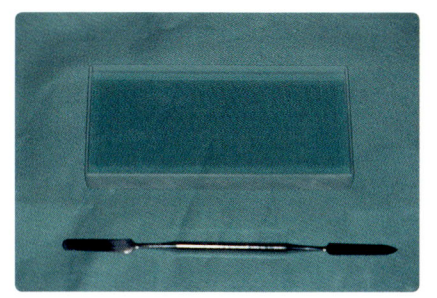

図10-2　ガラス練板と金属スパチュラ

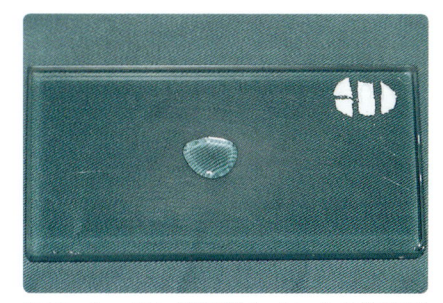

図10-3　リン酸亜鉛セメントの粉液採取法

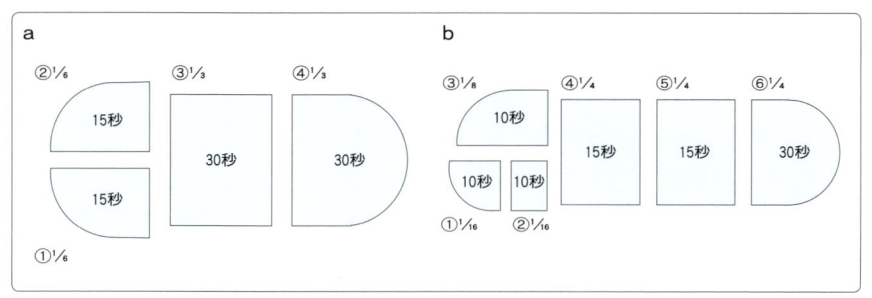

図10-4　リン酸亜鉛セメントの区分練和法（a：JIS 規格，b：ADA 規格）

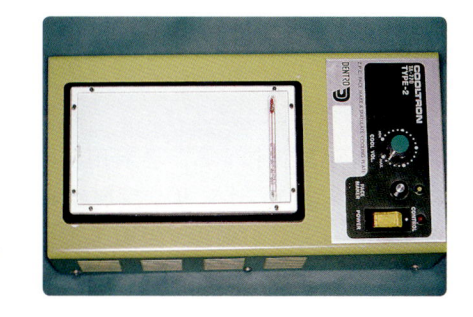

図10-5　電子練板冷却装置（クールトロン）

は直ちに練和する．空気中に放置すると液は水分が蒸発し，粉末は空気中の水分を吸収して濃度の変化を起こす．これらの粉液採取時の注意は，すべてのセメントにあてはまる．

　練和はガラス練板と金属スパチュラを用い，区分練和法により行う（図10-2～4）．これは硬化反応が急速に進行する発熱反応であるからである．少量ずつ粉末を加えることにより，練和初期における急激な**反応熱**の発生を減少させ，練和中にセメント泥を熱容量の大きな厚手のガラス練板上にできるだけ広げることにより，反応熱を放散させ，硬化速度をできるだけ遅らせる．さらに硬化を遅らせる方法として，電子練板冷却装置クールトロン（図10-5）を使用したり，練板を冷蔵庫保管することにより，練板を冷却する方法がある．後者の場合は，練板が**露点**以下に冷却されていると，室温に戻したときに結露するので，練板から水気を取って使用するように注意する．もし，練和中に水分が混入するとセメントの物性は低下する．

反応熱
練和により始まる化学反応時に生じる熱．

露点
大気中の物体が冷えて，その表面に水蒸気が露となって付く結露が始まる温度．

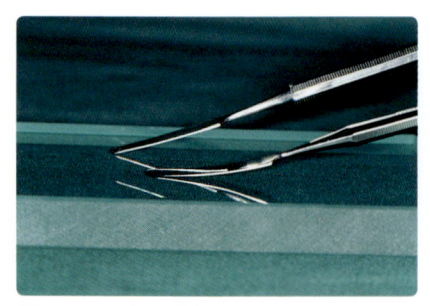

図10-6　上:弾性のないスパチュラ．
下:弾性があり，腰の強いスパチュラ

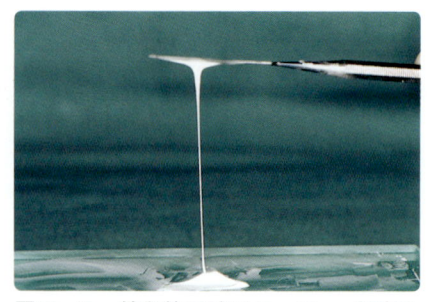

図10-7　練和終了時に5〜10cm程度糸を引く稠度がよい

　練板を冷却して使用すると，一定量の液に対して，より多くの粉末を混入させることができてなお適切な**稠度**で操作性が良く物性も良い優れたセメントが得られる．物性の良い優れたセメントを得るには温度因子のほかに"練り込む"ことが大切である．粉末と液とは練和操作により粉末粒子の表面に液が触れて粒子の表層を溶かし，間質を形成し，液に溶解せずに残された未反応粒子を核として硬化する．未反応粒子が小さいほど**被膜厚さ**の小さい優れたセメントなので，粉末と液とがよく混ぜ合わされるためにはスパチュラと練板との接触面積と練和速度を大きくすればよい．これが"練り込む"ということである．そのためには(図10-6)に示すように，弾性があり，しかも腰の強いスパチュラを使用して，液に粉末を少量ずつ加えながら，粉末粒子をすりつぶすようにスパチュラを練板に押し付け，練板の面を広く有効に使って，速く練和する．合着用には練和終了時に5〜10cm程度糸を引く稠度がよい(図10-7)．リン酸亜鉛セメントは歯質に対しても金属に対しても接着性はなく，歯質と金属との保持は機械的嵌合効力によるものである．これは歯質や金属表面の微細な凹凸部分にセメント泥が入って硬化することによって発生する保持力である．歯質や金属と接着しないので，硬化後，余剰セメントの除去が容易である．

　液成分であるリン酸のpHが低いので，練和直後のセメント泥は歯髄刺激性がある．しかし，1時間後にpHは急激に上昇し，1日後ではほぼ中性になるので，硬化したセメントは酸刺激がないと推定される．そのため，一般の合着では，歯髄への刺激は臨床的に問題ないとされている．

2) ポリカルボキシレートセメント

　1968年にD.C.Smithによって，歯質との接着性を有するセメントとして開発された(図10-8)．粉末の主成分は酸化亜鉛，液はポリアクリル酸である．練和は紙練板とプラスチックスパチュラを用いて一括あるいは二分割して合計30〜40秒間で行う．液が粘稠なので練和はやや困難であるが，均一な練和を心がけるようにする．

　液がポリアクリル酸のため，歯髄に対する刺激が軽微である．硬化反応

稠度
ペースト状物質の硬さ，軟らかさ，流動性などを意味する用語である．材料の操作性において重要な因子である．

被膜厚さ
合着時のセメントの流動性を表わす指標のひとつで，一定容積のセメント泥をガラス板ではさみ，一定時間，一定荷重で加圧して得られたセメント被膜の厚さをいう．

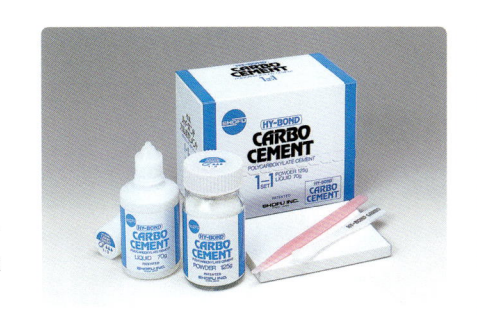

図10-8 ポリカルボキシレートセメント商品例（ハイボンドカルボセメント；紙練板とプラスチックスパチュラ）

中にポリアクリル酸の側鎖のカルボキシル基が歯質のカルシウムイオンや金属修復物の金属イオンと**キレート結合**するので，このセメントは歯質や金属と接着するといわれている．金属に接着しやすいため金属スパチュラではなくプラスチックスパチュラを練和時に用いるのであり，練和時に発熱が少ないため，ガラス練板を使う必然性がなく，紙練板を使用する．あまり広く伸ばさないで練和するほうがよいのは，液が粘稠なので水分の蒸発を防ぐためである．

3）グラスアイオノマーセメント（グラスポリアルケノエートセメント）

1971年 A.D.Wilson と B.E.Kent によって開発された（図10-9）．粉末の主成分は**アルミノシリケートガラス**，液はポリアクリル酸の水溶液であるため，Alumino-Silicate と Polyacrylic Acid の頭文字をとって，ASPA セメントとも呼ばれている．ISO（国際標準化機構）では，グラスポリアルケノエートセメントと命名している．粉末にあらかじめ凍結乾燥したポリアクリル酸を配合した製品もある（図10-10）．この場合は液の**粘稠**度が低く，練和が比較的容易である．練和は紙練板とプラスチックスパチュラを使用して一括あるいは二分割して行う．理由はポリカルボキシレートセメントの場合と同様であるが，グラスアイオノマーセメントは粉末がアルミノシリケートガラスなので，さらにプラスチックスパチュラのほうがよい．粉液採取時の注意は，ポリカルボキシレートセメントと同様である．硬化時間は，リン酸亜鉛セメントが約7分，ポリカルボキシレートセメントが6

キレート結合
金属と物質の結合様式のひとつ．金属と結合する物質のほうが金属に電子を供給して金属が陰イオンのように働く．

アルミノシリケートガラス
シリカ（SiO_2）とアルミナ（Al_2O_3）の混合物で酸に可溶性である．

粘稠（ねんちょう）
ねばりけがあって，密度の細かい様子．

図10-9 グラスアイオノマーセメント商品例（フジⅠ）

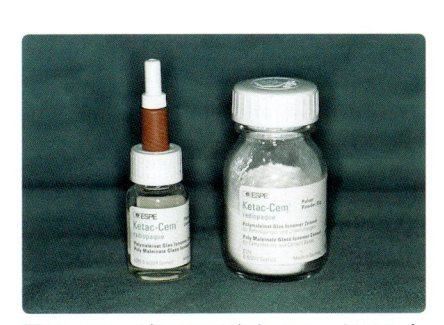

図10-10 グラスアイオノマーセメント商品例（ケタックセメント）

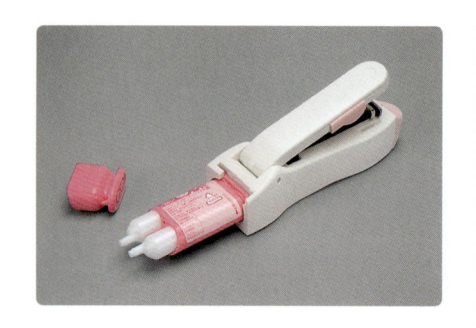

図10-11 レジン添加型グラスアイオノマーセメント商品例（フジルーティングEX；CDディスペンサーにカートリッジ装着）

〜7分であるのに対して，グラスアイオノマーセメントは5分前後と短いので，練和後の操作はより手早くしなければならない．液がポリアクリル酸なので，ポリカルボキシレートセメントと同様に，歯髄刺激性が少なく，歯質や金属に接着するといわれている．そのほかの特徴としては，粉末にフラックスとしてフッ化カルシウムが含まれているので，グラスアイオノマーセメントからフッ素が放出され，周囲歯質を強化すること，硬化初期に水に接触すると物性が低下すること（感水性）が挙げられる．

硬化機構など詳細はchapter 7で述べられている．

4）レジン添加型グラスアイオノマーセメント

グラスアイオノマーセメントにレジンを加え，グラスアイオノマーセメントの硬化機構である酸・塩基反応と，メタクリロキシ基の化学重合反応との同時進行により，硬化するセメントである．グラスアイオノマーセメントと同様の簡便な操作性と物性の向上により，メタルインレーなどの鋳造修復物の合着に適したセメントである．グラスアイオノマーセメントの欠点である感水性が減弱し，歯面に前処理をすることにより，グラスアイオノマーセメントよりも接着性が向上する．粉・液型とペースト・ペースト型がある．粉・液型は粉末と液を紙練板とプラスチックスパチユラを用いて15〜20秒間で練和する．ペースト・ペースト型（図10-11）は専用ディスペンサーを用いることにより計量が楽になっている．練和は紙練板を広く使用して，円を描くように10秒間しっかりと練り込む．

5）接着性レジンセメント

レジンセメントは有機高分子の重合反応によって硬化するセメントであり，古くから開発されていたが，歯髄刺激性や接着性といった点から，あまり流布していなかった．しかし，1970年にMMA-TBB-O系レジンを矯正用ブラケットの接着に使用したことから，接着性を有するモノマーの開発が促進され，接着性レジンセメントとしてふたたび注目され，矯正や補綴の分野に診療技法の変革をもたらした．現在，セラミックインレー（ポーセレンインレー）やコンポジットレジンインレーなどの歯冠色修復の需要が高まり，接着性レジンセメントを使用する機会は確実に増えている．一般

グラスアイオノマーセメントの特徴／分類
⇒ p.76参照

にセラミックスやコンポジットレジンは，金属に比べて機械的強度が低く，そのインレー体はもろくて破折しやすい．このため，接着性レジンセメントを用いて修復物と窩洞とを一体化し，その強度を補う必要がある．したがって，矯正や補綴のみならず，修復でも，接着性レジンセメントの存在を前提として，コンポジットレジンインレー，セラミックインレー（ポーセレンインレー）やラミネートベニア修復が脚光を浴びている．現在市販されている製品にはMMA系レジンセメントとコンポジット系レジンセメントがある（図10-12, 13）．硬化形式からは，化学重合型と光・化学重合型（デュアルキュア型）に分類される．

　レジンセメントには接着性モノマーが配合されていて，歯質や金属と接着するのであるが，被着面つまり歯面と修復物表面を処理することによって，強固な接着性を得ることができる．歯面処理については，修復用コンポジットレジンの前処理と同様の処理法，処理材で行う．エナメル質と象牙質の両方を対象とした種々のプライマーやコンディショナーがある．金属修復物表面は**サンドブラスト処理**や**メタルプライマー**塗布を行うとよい．ポーセレン修復物表面には**シランカップリング処理**をする特殊な専用プライマーが市販されている．

　レジンセメントの歯髄刺激性については，接着性や辺縁封鎖性の向上とともに，臨床上問題がなくなってきたといわれている．

（1）MMA系レジンセメント（図10-12）

　粉末はPMMA（ポリメチルメタクリレート），液はMMA（メチルメタクリレート）で，液中に接着性モノマーである4-META（4-Methacryloxyethyl trimellitate anhydride）を含む．重合開始剤であるTBB-O(tri-n-butyloraneを部分酸化したもの)は別容器になっており，使用直前に液に添加する．使用法は混和法と筆積み法がある．

（2）コンポジット系レジンセメント

　粉・液型とペースト・ペースト型があり，粉末は有機複合フィラー，シリカフィラーであり，液はbis-GMAやUDMA，TEGDMAなどを中心とした多官能性メタクリレートに接着性モノマーであるリン酸エステル系モ

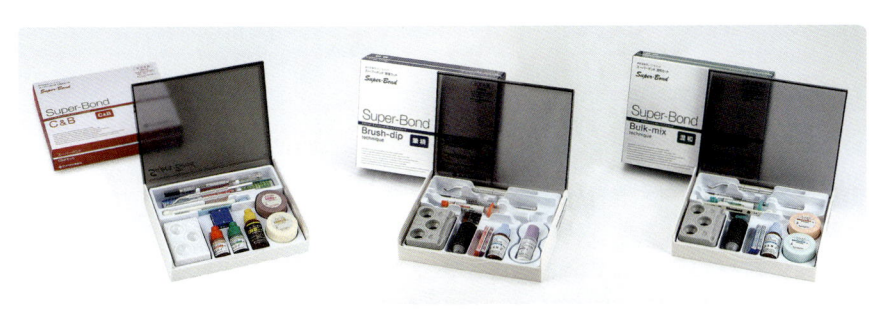

図10-12　MMA系レジンセメント商品例（左からスーパーボンドC＆Bセット，スーパーボンド筆積セット，スーパーボンド混和セット）

サンドブラスト処理
圧縮空気にてアルミナなどの固形粒子を修復物内面に吹きつけ，表面を粗造化することである．金属や陶材の表面処理材を応用する際，接着性を向上させる目的で用いられる．

メタルプライマー
金属を表面処理することにより，レジンとの接着強化を目的として使用されるイオウを含むモノマーである．

シランカップリング処理（シラン処理）
シランカップリング剤をセラミックス（ポーセレン）表面に応用しシラン膜を形成，有機高分子材料との間にシロキサン結合を生成してセラミックスと高分子材料の化学的結合を図る表面処理のこと．処理剤としてγ-MPTSが用いられる．コンポジットレジンの無機質フィラーの表面処理（フィラーとマトリックスレジンの化学的結合）やセラミックス修復物の被着面処理（セラミックスとレジンセメントの化学的接着獲得）に用いられる．

コンポジットレジンの構成
⇒p.82参照

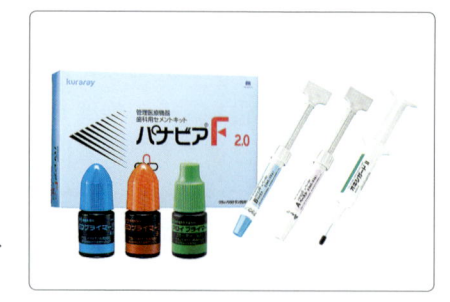

図10-13　コンポジット系レジンセメント商品例（パナビア®F2.0）

ノマーが配合されている．ペースト・ペースト型（図10-13）のペーストはコンポジットレジンと基本的に同じ成分で，接着性モノマーを含む．重合方式は化学重合型とデュアルキュアー型（光重合・化学重合両用型）の2種類がある．デュアルキュアー型では，合着操作後，光照射が必要である．粉液型は紙練板とプラスチックスパチュラで一括練和する．ペースト・ペースト型はペーストを等量ずつ紙練板にとり，プラスチックスパチュラで練和する．

（3）セルフアドヒーシブルーティングセメント

"セルフアドヒーシブ（self-adhesive）"とは「自己接着性」，ルーティング（luting）"とは「合着する」の意味であり，コンディショニングやプライミングなどの前処理や接着システムの併用を必要としないワンステップ接着性レジンセメントである．しかし，一般にはレジンセメントに確実な接着を求める場合，被着体である歯質や修復物に対して，あらかじめ前処理を行うのが基本である．セルフアドヒーシブルーティングセメントでは，これらの前処理を省略して，ワンステップで接着させようとするものであるため，接着の信頼性は十分とはいえず，臨床的有効性を実証するには長期的な経過観察が必要である．

（4）EBAセメント

ユージノールにオルト-エトキシ安息香酸（o-Ethoxy Benzoic Acid：EBAと略す．この化合物がEBAセメントの名前の由来となった）を加えた液と酸化亜鉛を主成分とした粉末からなるセメントである．合着用の改良型酸化亜鉛ユージノールセメントである．現在，我が国ではほとんど使用されていない．

各種接着システム
⇒ p.87参照

10-2　修復物の合着方法

1）手順と注意

口腔内は窩洞形成歯を中心として簡易防湿を行う．窩洞から仮封材をスケーラー，スプーンエキスカベーター，エキスプローラーなどで完全に除去する．直視できない隅角に仮封材が残留していることがあるので注意する．修復物を試適し，適合状態，隣在歯との接触状態，対合歯との咬合状態を検査して調整後，最終研磨を行う．合着の前準備として，修復物内面

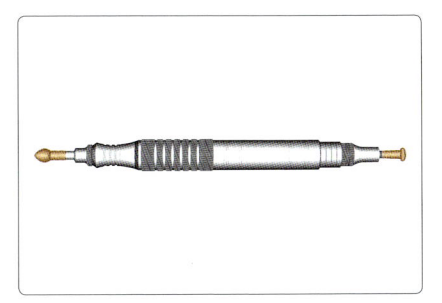

図10-14 オートマチックマレット；両端にウッドポイントを装着

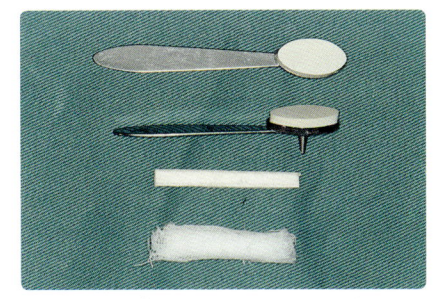

図10-15 上からクラウンセッター（2個），割り箸，ガーゼを巻いた割り箸

の汚れを取り除き，アルコール綿で拭き，エアーシリンジを用いて十分に乾燥させる．修復物の前処理が必要なセメントは，修復物内面に所定の前処理を行う．ほとんどの合着操作は簡易防湿下で行っているが，接着性レジンセメントの場合はラバーダム防湿が望ましい．

　次に窩洞を清掃し，よく乾燥させる．以後は窩洞が唾液や血液で汚染されないように注意する．歯面に前処理が必要なセメントを使用するときは，付属のプライマーやコンディショナーを準備し，歯面処理を行う．術者が口腔内操作を行っているのと平行して，補助者は合着用セメントの準備をする．術者が指示するセメントを準備するとともに，そのセメントに適した練板とスパチュラを選択する．合着操作に必要な器材である**オートマチックマレット**，**クラウンセッター**，割り箸，ロール綿，小筆，アルコール綿などを準備する（図10-14, 15）．

　練板上に適切な量の粉液あるいはペーストを採取し，術者の準備状況を見ながら，練和開始のタイミングを図る．所定の練和時間を目安に練和し，必要な稠度を得る．練和は練板上で集めては伸ばす繰り返し操作である．各種セメントの特性を生かせる練和を心がけねばならない．各セメントの項を参照して，理解のうえ，正しくセメントを取り扱ってほしい．作業時間は限られているので，すべての操作を手早く行わねばならない．

　練和終了後は手早くセメント泥を集めて，修復物の内面全体に十分な量を，気泡を迷入させないように薄く一様に塗布する．セメント泥の塗布量が不足している場合，窩洞と修復物の間をセメント泥で満たせず，修復物の早期脱落を招く恐れがある．内面にセメント泥を塗布した修復物を練板上に置き，窩洞への挿入方向を考えながら，修復物を術者が取りやすい位置に練板を持っていく．小型の修復物を手指で窩洞に挿入する場合，内面のセメントが手指に粘着して操作しにくいことがある．このような場合は窩洞にあらかじめセメント泥を満たしておき，修復物を挿入する方法もある．修復物挿入後，咬合圧と手圧を利用して強く圧接する．オートマチックマレット（図10-14）を使用することもある．浮き上がりがないか，位置に誤りがないかを確認し，再度簡易防湿を行い，セメントが硬化するまで

オートマチックマレット
オートプラガー，自動槌ともいう．バネの力によって一定の圧で槌打できる．

クラウンセッター（インレーセッター）
歯冠修復物をセメント合着する際，十分に圧を加え，セメント層を薄くするとともに，セメントが硬化するまで強く咬合させ，インレーやクラウンの浮き上がりを防ぐ目的で使用する．ゴム部に対合歯，突起部にインレーを当て使用する．

加圧する．このとき，ガーゼを巻いた割り箸やコットンロールなどを修復物と対合歯の間に介在させ，硬化までの咬合を指示する．ただし，インレーなどの咬頭を含まない内側性窩洞の場合はクラウンセッター（図10-15）を利用したほうが，咬合面の中心に咬合圧がかかるので効果的である．デュアルキュア型レジンセメントでは，光照射が必要である．

接着性のあるセメントの場合，硬化したセメントは歯質や金属に接着しており，除去しにくいので，硬化途中の餅状のときに除去するとよい．ただし，修復物に振動を与えて硬化中のセメントに悪影響を与えたり，修復物辺縁のセメントを引きずり出さないように注意が肝要である．

ある種の接着性レジンセメントは，**溢出**したセメント泥を合着操作直後のやわらかい時期に小筆などでぬぐい取るよう指示している．レジンは嫌気硬化性なので，この場合，空気と接触する部分が未硬化となるため，酸素遮断剤を修復物辺縁全周に塗布する必要がある．レジンセメント硬化後は水で洗い流す．

リン酸亜鉛セメントの場合，硬化後に余剰セメントを除去すると，能率よく，きれいに除去できる．まず，スケーラーで大きなセメント塊を除去し，歯肉縁下の小さなセメント塊はエキスプローラーで丁寧に探査しながら除去する．隣接面はデンタルフロスを通すことにより余剰セメントを除去する．どのセメントにおいても，余剰セメントは人工歯石のようなものだから，歯周組織に悪影響を与えるので，完全に取り除かねばならない．

最後に，修復物辺縁の適合状態と対合歯との咬合関係を再確認して合着が完了する．

溢出
はみ出ること．

2）後片付け

スパチュラは使用後すぐにアルコール綿でぬぐっておく．金属スパチュラとガラス練板も使用後すぐにアルコール綿でぬぐい，後で水洗するが，時間の余裕のないときはしばらく水に漬けておいてから，はがして洗えばよい．容器は使用後必ず密栓する．冷蔵保管が必要なものは冷蔵庫に保管する．

10-3　仕上げ研磨

1）仕上げと研磨の意義と目的

（1）意義

修復物はその最終段階において，仕上げ研磨によって**滑沢**な表面にして完成に達する．一般に仕上げ研磨方法を大別すると，機械的，化学的，および電解法の3つの方法がある．しかし保存修復において用いられるのは，機械的仕上げ研磨がほとんどである．

修復物の仕上げ研磨を行うにあたってきわめて大切なことは，仕上げ研磨を行いながら，その修復物の最終チェックを同時に行う必要があるとい

滑沢
なめらかなこと．

うことである．単に磨いて光らせるということよりも，修復物として必要な条件を完全に満たせるように，最終的な仕上げを行う．

仕上げ(finishing)操作は修復物の咬合関係を調整し，細かいところまで形態を修正し，過剰な溢出部を除去し，窩縁部を滑らかに移行させ，でこぼこな傷を除去して，研磨の下地作りなどをすることである．研磨(polishing)操作は仕上げの完了した修復物表面の粗さをできるだけ小さくする操作で，粗研磨から始めて順に表面を滑沢にして最終研磨すなわちつや出しまで行うことである*．

*仕上げ(フィニッシング)と研磨(ポリッシング)の違いを理解すること．

（2）目的

修復物の辺縁に粗造な部分があったり，表面に尖鋭な微小突起があると，口腔粘膜や舌尖部は敏感に働いて，異和感や不快感を覚える．その結果，歯肉を傷つけて歯肉炎を起こしたり，舌尖部を傷つけて疼痛を起こしたりする．したがって，天然歯のエナメル質に近い程度の滑沢さに磨き上げることは大変重要である．

①口腔衛生的

一般的に修復物の表面はエナメル質よりも沈着物が形成されやすいが，表面が**粗造**でプラークが沈着すると辺縁部からの再発う蝕や歯周病が起こる可能性がきわめて高くなるので表面は滑沢にするべきである．

粗造
ざらざらなこと．

②化学的

修復物の表面が粗造であると，口腔内の環境に接する表面積が増大し，口腔内の酸やアルカリその他食渣や細菌性の分解物に対して化学的な腐蝕を起こしやすくなる．

また，金属修復物においては，いろいろな研削，研磨によって，表面加工を受け，一定の厚さをもった微小化した結晶層と化し，機械的エネルギーを持った変質層に変化する．このような研磨によって与えられたエネルギーは一方では局部的に熱として，他方では結晶の破壊や非晶質の生成のために費やされ，最表層には極微状結晶層(従来はこれを非結晶とみなしBeilbey層と呼んでいた)が生成される．このような無構造に近い層が生成されることによって，金属間電位差による腐蝕が抑制されることになるといわれている．

③審美的

修復物の表面が研磨によって適度な光沢を出すことは外観上きわめて好ましいことである．とくに部分的修復が多い保存修復分野では，修復される歯と同程度の光沢を持つことは審美的条件として重要である．

2）仕上げ(finishing)用器具

以下のバーやポイントでFG(フリクショングリップ)用はエアータービン(高速)用，CA(コントラアングル)用はマイクロモーター電気エンジン(低速)のコントラアングルハンドピース用，HP用はマイクロモーター電気エン

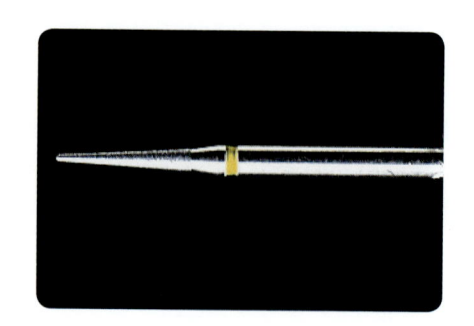

図10-16　微粒子ダイヤモンドポイント

ジンのストレートハンドピース用である．口腔内で使用するのはFG用とCA用である．FG用はすべて注水下で用いる．HP用は技工用である．

（1）ダイヤモンドポイント（図10-16）

　コンポジットレジン修復で大きな過剰溢出部ができたときに，微粒子（fine grit）や超微粒子（super fine grit）のダイヤモンドポイントを用いる．FG用である．

（2）カーバイドバー（図10-17）

　刃部の材質がタングステンカーバイド（超硬合金）であるカーバイドバーの刃の枚数を増やしたものをコンポジットレジン修復の仕上げ（finishing）用バーとして用いる．FG用である．ジェットフィニッシングカーバイドバーともいう．

（3）ホワイトポイント

　FG用ホワイトポイントをコンポジットレジン修復の仕上げ用として用いる．

ホワイトポイント
⇒次ページ参照

（4）カーボランダムポイント（図10-18）

　カーボランダム（炭化ケイ素）の細粒を長石などの結合材で固めて，鋼材の軸に付着させた切削具である．窩洞形成時の窩壁の仕上げに用いていたが，現在では鋳造修復物の仕上げに用いる．CA用とHP用とFG用がある．

（5）フィニッシングバー（図10-19）

　窩洞形成に用いるスチールバーに比べて刃の刻みが浅く，無横目で細目のスチールバーで5形態がある．平滑な削面をつくるので，主としてアマルガム修復や金属インレーの形態修正，窩溝の整備，辺縁のすり合せなどに用いられる．CA用とHP用がある．

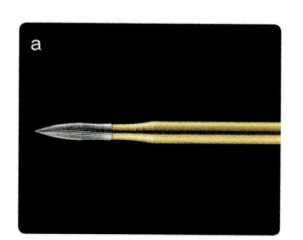

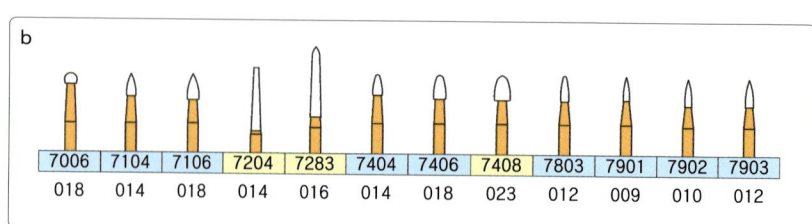

図10-17　a：仕上げ（finishing）用カーバイドバーとb：種々の形態

図10-18 カーボランダムポイント

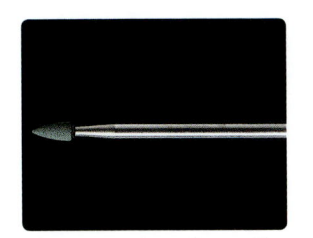

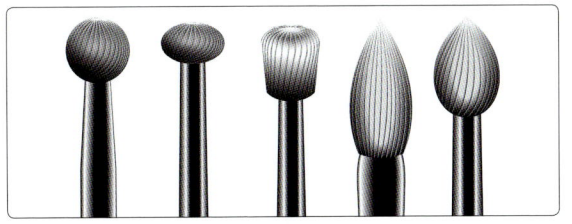

図10-19 フィニッシングバー（左からラウンド，オーバル，ペア，フレーム，バッド）

（6）ペーパーコーン
　サンドペーパーを円錐状に巻いたもので，専用のマンドレルに装着して使用する．鋳造修復物の仕上げにカーボランダムポイントの次に使用する．HP用である．

3）研磨（polishing）用器具
（1）ホワイトポイント（図10-20）
　アルミナ（Al_2O_3）は硬い無機質で研磨材はアランダム（Al_2O_3）を1,000℃以上に加熱してつくったものである．ホワイトアルミナの微細砥粒を成形してポイントにしたものがホワイトポイントである．コンポジットレジンの研磨に使用する．CA用とHP用がある．FG用は仕上げ（finishing）用として既述した．

（2）シリコーンポイントおよびシリコーンホイール
　カーボランダムやアルミナ（粗磨き用）とか，炭酸カルシウムなど（つや出し用）の微粉をシリコーンラバーで固めてポイント状あるいはホイール状にしたものである．金属インレー，コンポジットレジン，セラミックスの研磨に使用する．
　①貴金属合金用シリコーンポイント，シリコーンホイール（図10-21a～d）
　鋳造修復物の研磨用で粗磨き用が茶色（細粒）で，つや出し用が青色（微粒）である．なお，青色は緑色ともいう．ペーパーコーンの後に茶色→青色の順に使用する．CA用とHP用がある．

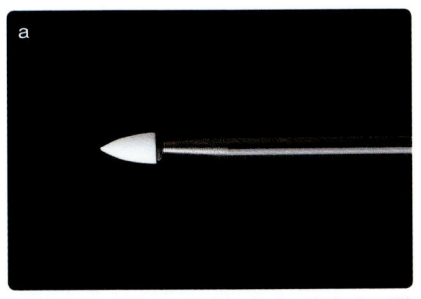

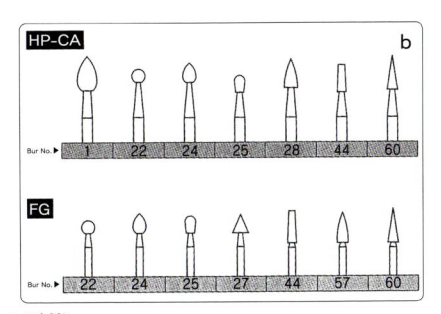

図10-20　a：ホワイトポイントとb：種々の形態

アルミナ（酸化アルミニウム）
天然ではサファイヤ，ルビー，コランダムの形で存在する．歯科領域では人工融解アルミナ砥粒である暗褐色のA砥粒（アランダム）や白色のWA砥粒（ホワイトアランダム）を研磨材として使用している．また，長石質陶材にアルミナ粉末を加えてアルミナ陶材としても使用している．

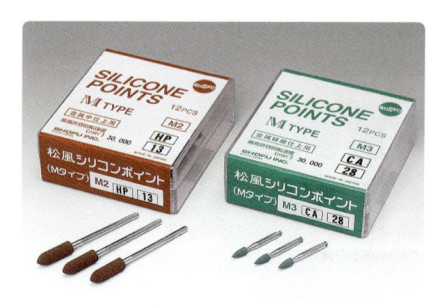

図10-21a　貴金属合金研磨用シリコーンポイント
茶色→青色(緑色)の順に使用．長いほうがHP用で短いほうがCA用．

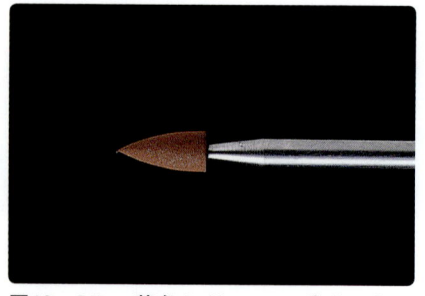

図10-21b　茶色シリコーンポイントのポイント部拡大

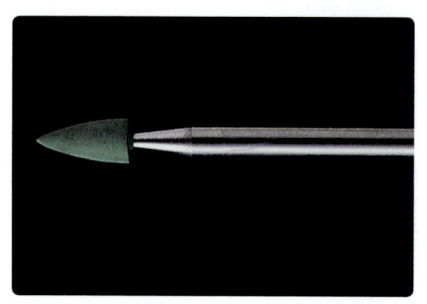

図10-21c　青色(緑色)シリコーンポイントのポイント部拡大

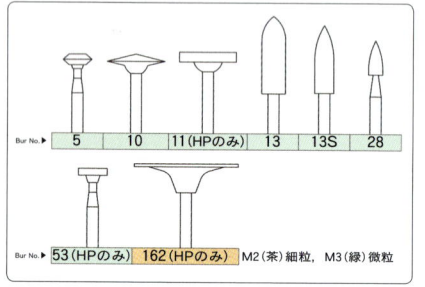

図10-21d　貴金属合金研磨用シリコーンポイントとシリコーンホイールの種々の形態

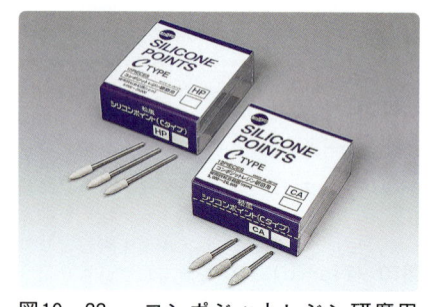

図10-22a　コンポジットレジン研磨用シリコーンポイント
長いほうがHP用，短いほうがCA用．

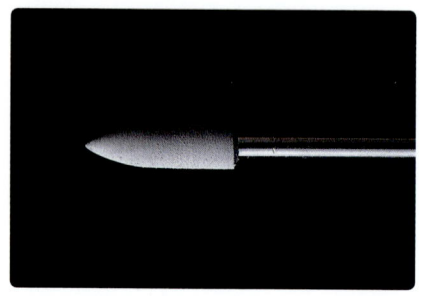

図10-22b　コンポジットレジン研磨用シリコーンポイントのポイント部拡大

②コンポジットレジン研磨用シリコーンポイント(図10-22a, b)
　コンポジットレジン，硬質レジン研磨用のシリコーンポイントで灰色あるいは白色である．CA用とHP用がある．
(3)ダイヤモンドポリッシャー(図10-23)
　超微粒子ダイヤモンド砥粒を合成ラバーで固めたコンポジットレジン研磨用のポイントである．コンポジットレジンの成分である**フィラー**より硬いため，均一に研磨することができる．多量の超微粒子ダイヤモンドをバインダーで固めたもの(図10-23のa)はコンポジットレジンのみならずセ

フィラー
⇒p.82参照

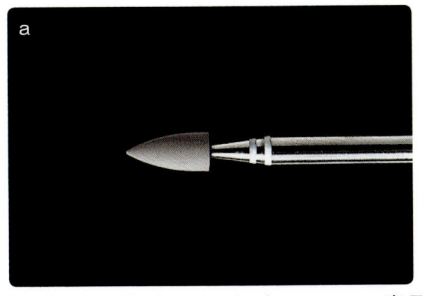

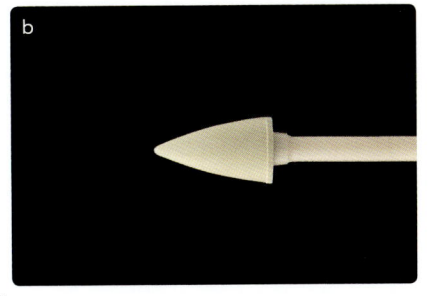

図10-23 ダイヤモンドポリッシャー商品例
a：コンポマスター．b：CRポリッシャーPS；コンポジットレジン研磨専用

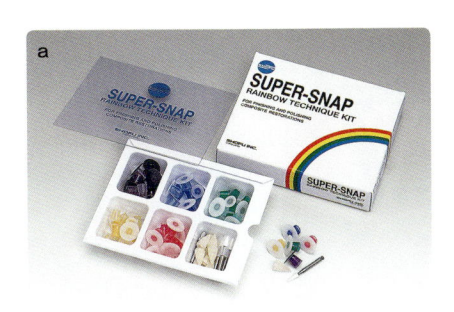

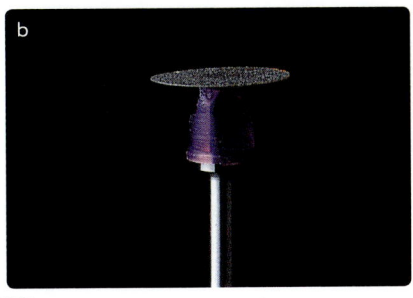

図10-24 a：スーパースナップとb：拡大写真

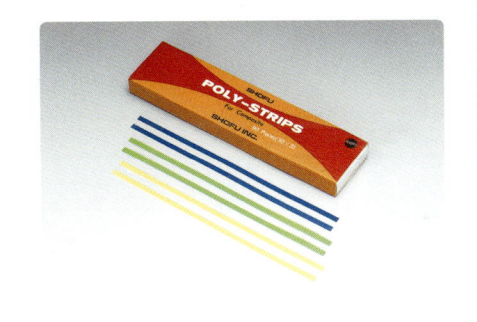

図10-25 プラスチックストリップス商品例（ポリストリップス）

ラミックスや硬質レジンにも使用できる．**湿式**で使用する．シリコーンラバーに超微粒子ダイヤモンド砥粒を配合したコンポジットレジン専用のもの（図10-23のb）は発熱が少ないので乾式で使用する．どちらもCA用である．

（4）スーパースナップ（図10-24）

　スーパースナップはコンポジットレジンを能率良く，しかも美しく研磨するために開発された研磨材である．レインボウテクニックは4種類の粒度の異なるディスクとミニポイントなどでシステマティックに構成されている．多種類の粗さや形状の研磨材があるため，各種の臨床に適した研磨が容易にでき，修復物に傷や汚れをつけない．また，研磨材をワンタッチで取り替えられるため，治療が円滑に行える．CA用である．

（5）プラスチックストリップス（図10-25）

　プラスチックストリップスはプラスチックの薄板に砥粒を付着させたも

湿式
注水しながら使用すること．

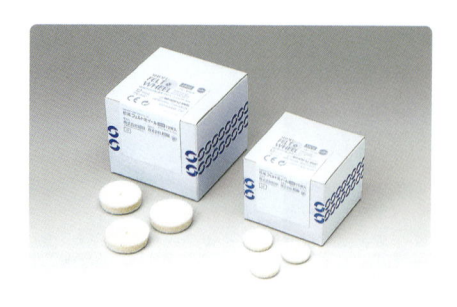

図10-26a　フェルトホイール

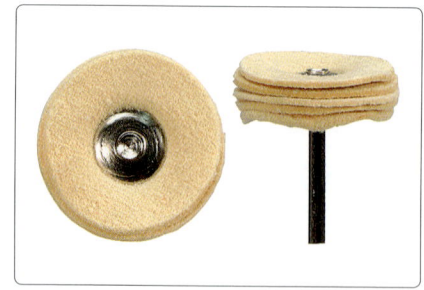

図10-26b　スキン（チャモイス）ホイール

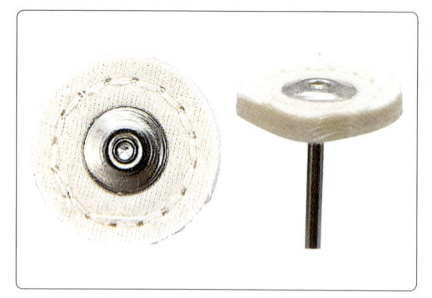

図10-26c　キャリコバフ

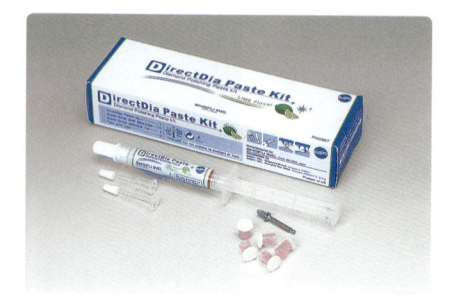

図10-27　研磨用ペースト例（ダイレクトダイヤペースト）

ので，隣接面のコンポジットレジン研磨に使用する．砥粒の大きい粗いものから小さい細かいものへと順に使用する．

(6) バーニッシャー

　金合金インレー，直接金修復の辺縁のすり合わせに用いる．フィニッシングバー（図10-19参照）と同じ形態であるが，まったく溝がなく滑沢である．CA用である．

(7) フェルトホイール，スキン（チャモイス）ホイール，キャリコバフ（図10-26a～c）

　鋳造修復物研磨の最後のつや出しはフェルトホイール（図10-26a），カモシカの革を重ね合わせてつくられたスキン（チャモイス）ホイール（図10-26b），キャリコ（キャラコ，綿布）を重ね合わせてつくられたキャリコバフ（図10-26c）にグリーンルージュ（緑色の酸化クロムを油脂類で固めて棒状にしたもの）や，ルージュ（赤色の酸化鉄を油脂類で固めて棒状にしたもの）を塗布して行う．HP用である．すべてオートクレーブ滅菌が可能である．

(8) 研磨用ペースト（図10-27）

　グリセリン，ダイヤモンド粉，着色材などから成る研磨材である．研磨ブラシやラバーカップに塗布し，コンポジットレジンやセラミックスの研磨に使用する．研磨ブラシやラバーカップはCA用である．

144

参考文献

1）土谷裕彦, 片山伊九右衛門, 和久本貞雄. 歯科衛生士教育マニュアル 新編保存修復. 東京：クインテッセンス出版, 1997：116‐125, 144‐152.
2）田上順次, 千田 彰, 奈良陽一郎, 桃井保子. 第四版 保存修復学21. 京都：永末書店, 2011：268‐272.
3）平井義人. 保存修復学 第5版. 東京：医歯薬出版, 2008：179‐180, 203, 251‐253, 287‐309.
4）平井義人, 伊藤公一, 戸田忠夫. 歯科保存マニュアル. 東京：南山堂, 2006：51‐53.
5）栢 豪洋, 内村 登, 近藤 武, 坂下英明, 田中貴信, 北條博一（編）. 歯科衛生士のための歯科用語小辞典 臨床編, 改訂第2版. 東京：クインテッセンス出版, 2002；12,23,51.
6）日本歯科保存学会. 保存修復学専門用語集. 東京：医歯薬出版, 2009；2, 32, 41, 55, 70, 84, 85.

復習しよう！

1 合着用セメントとして用いないのはどれか（'05）.
a　リン酸亜鉛セメント
b　酸化亜鉛ユージノールセメント
c　グラスアイオノマーセメント
d　接着性レジンセメント

2 ポリアクリル酸を液の主成分とするのはどれか．2つ選べ（'07）.
a　グラスアイオノマーセメント
b　ポリカルボキシレートセメント
c　酸化亜鉛ユージノールセメント
d　リン酸亜鉛セメント

3 コンポジットレジン修復後の研磨で，プラスチックストリップスが適しているのはどれか（'12）.
a　隣接面
b　咬合面
c　頰側面
d　舌側面

＜解答＞
1：b
2：a, b
3：a

chapter 11 歯の漂白法とポリッシング

学習目標
- □歯の漂白法とポリッシングの特徴を説明できる．
- □歯の漂白法とポリッシングの種類を説明できる．
- □歯の漂白法とポリッシングの適応症と禁忌症を説明できる．
- □歯の漂白法とポリッシングの手順を説明できる．
- □歯の漂白法とポリッシングのメインテナンスを説明できる．

11-1 歯の漂白法

1) 歯の漂白法の特徴

歯の漂白(ブリーチ，ホワイトニング)は，歯を切削することなく，薬剤を用いて色調を改善する方法である．

歯の着色の原因は，歯の表面に色素が沈着する外因性着色と歯の内部から引き起こされる内因性着色の大きく2つに分類される．外因性の着色には，お茶，コーヒー，タバコなどの嗜好品や食品中の色素，清掃不良によるプラークや歯石，アマルガムなどの金属修復物からの金属の溶出，う蝕などが挙げられる．一方，内因性の変色には，加齢による歯の黄ばみ，歯髄の失活や変性による変色，テトラサイクリン系抗菌薬やフッ化物の過剰摂取など，薬剤によるものが挙げられる．着色，変色の処置法を選択する際には，その原因を把握することが重要である．

漂白の効果は，術前の歯の色調や修復物の有無，エナメル質の表面性状のほか，個人的な感覚によっても異なるため，補綴物のようにシェードガイドで希望の色調を選択することはできない．また，コンポジットレジン修復物や補綴物の変色を漂白により改善することはできない．

2) 歯の漂白法の種類

(1) 生活歯に対する漂白法

①オフィスブリーチ(オフィスホワイトニング)(図11-1)

オフィスブリーチとは，歯科医院で歯科医師または歯科医師の指示のもとで歯科衛生士が行う漂白法である．

②ホームブリーチ(ホームホワイトニング)(図11-2)

ホームブリーチとは，専用のマウストレーにホワイトニング剤を注入し，歯科医師や歯科衛生士の指示に従って患者さん自身が行う漂白法である．

③デュアルブリーチ(デュアルホワイトニング)

デュアルブリーチとは，2種類の方法を組み合わせて行う漂白法である．

テトラサイクリン変色歯

歯の形成期にテトラサイクリン系抗菌薬を服用したことによって起こる変色歯である．1987年 Feinman は，変色をその程度や縞模様の有無により4段階に分類している．また，福島らはテトラサイクリン系抗菌薬の服用時期と病型により3段階に分類している．

ホワイトニング

広義には機械的歯面清掃，漂白，歯面コーティング，ラミネートベニアおよび歯冠色クラウンなどの歯を白くする処置すべてをいうが，狭義には「漂白」「ブリーチ」と同じ意味で用いられている．

歯面コーティング

歯のマニキュアとも呼ばれ，未切削エナメル質に希望の色調の材料を塗布・硬化させることによって，歯の色調を改善する方法である．耐用期間は1か月から3か月で，除去は，スケーラーや探針型の専用器具で行う．

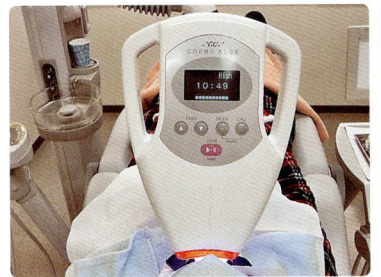

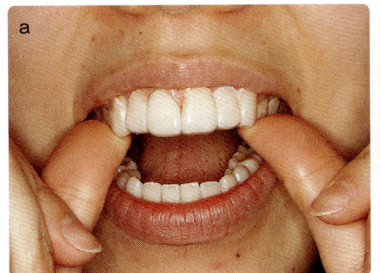

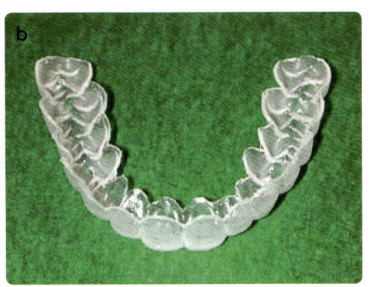

図11-1　オフィスブリーチ法（光照射中）

図11-2　ホームブリーチ法（マウストレーの装着）

オフィスホワイトニングとホームホワイトニングを組み合わせる方法が一般的である．

(2) 失活歯に対する漂白法

①ウォーキングブリーチ法

失活歯のための漂白法で，1963年にNutting and Poeによって紹介された．過ホウ酸ナトリウムと30～35%**過酸化水素**水の混和物で髄腔内から漂白する方法である．歯科医院で処置を受けた後，次の来院まで歩いている間に漂白されるため，ウォーキングブリーチ法といわれている．

失活歯の変色の原因には，抜髄時の不完全な止血や歯髄組織の取り残しや外傷による歯髄壊死などが挙げられる．

②ウォーキングブリーチ以外の失活歯の漂白法

オフィスブリーチ剤やホームブリーチ剤を用いて失活歯を漂白する場合がある．しかし，オフィスブリーチ剤を髄腔内に填塞し仮封すると，内圧の上昇による疼痛を引き起こすことがあるため禁忌である．

3）歯の漂白法の適応症と禁忌症

(1) 生活歯に対する漂白法の適応症と禁忌症

表11-1に生活歯に対する漂白の適応症と禁忌症を示す．

表11-1　生活歯に対する漂白法の適応症と禁忌症

適応症	禁忌症
健全歯 加齢による黄ばみ 軽度のテトラサイクリン変色歯 軽度のフッ素症	**エナメル質形成不全** **象牙質形成不全** 歯根未完成歯 重度のテトラサイクリン変色歯 **無カタラーゼ症** 妊娠中・授乳中の方 ＜オフィスブリーチの禁忌症＞ 光過敏症（紫外線アレルギー） 重度の呼吸器疾患

> **過酸化水素**
> H_2O_2．純過酸化水素は，無色，収斂性のある油状の液体で，水溶液中では弱酸性を示す．漂白剤，消毒剤，酸化剤として広く用いられている．2.5～3.5%の過酸化水素水は，日本薬局方でオキシドールと呼ばれ，消毒剤として利用される．一方，オフィスブリーチに用いられる過酸化水素水の濃度は，3.5～35%と高い．
>
> **エナメル質形成不全**
> 遺伝的因子によりエナメル芽細胞が影響を受け，エナメル質に石灰化不全が生じる疾患．
>
> **象牙質形成不全**
> 遺伝的因子により象牙質の形成不全を生じる疾患で，歯冠はオパール様の色調を呈する．
>
> **無カタラーゼ症**
> 過酸化水素の分解酵素であるカタラーゼの欠如が認められる不完全劣性遺伝性疾患をいう．歯肉の出血部を過酸化水素水で消毒した際に，発泡が認められなかった場合，この疾患を疑う．

表11-2　失活歯に対する漂白法の適応症と禁忌症

適応症	禁忌症
・外傷による失活歯 ・不良根管治療による変色	・金属溶出による変色 ・仮封が困難な歯 ・残存歯質が不十分な歯 ・亀裂が顕著な歯 ・無カタラーゼ血症

（2）失活歯に対する漂白法の適応症と禁忌症（ウォーキングブリーチ法の場合）

表11-2に失活歯に対する漂白法の適応症と禁忌症を示す．

4）歯の漂白法の臨床術式と補助

漂白処置は，保険外診療であり，患者さんからの審美的要求に応じて行う処置である．変色歯について，精神的に悩みを抱えている方もあり，術前のカウンセリングには十分な時間を取ることが必要である．通常の問診のほか，漂白を希望する理由などを確認し，対象歯の視診，**透照診**を行い，費用を含めた詳細な説明を行う必要がある．

カウンセリングには，歯科医師，歯科衛生士，将来的に補綴処置が関わる場合には歯科技工士も立ち会うことが望ましい．問診や費用の説明は，歯科衛生士が行う場合が多いが，診断と処置方針の決定は，歯科医師が行う．処置決定後，患者さんから同意が得られた時点で漂白処置を開始する．このとき，患者さんから同意書に署名をもらう．また，術前・術後には，写真，カラーメーター，**シェードガイド**などで記録を取ることも大切である（図11-3）．

漂白の流れと歯科衛生士が携わる業務を図11-4に示す．

（1）オフィスブリーチ法

2016年1月現在，厚生労働省に承認され市販されているオフィスブリーチ剤は3製品である．表11-3に製品ごとの主成分および図11-5に術式の流れを示す．

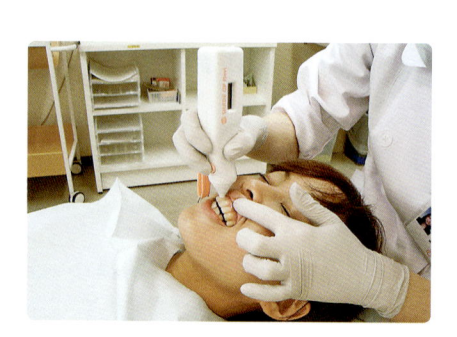

図11-3　歯の色調測定
術前・術後には写真のほかカラーメーターなどで記録を取っておくことが望ましい．

透照診（透照検査）
歯に強い光を当て，その透過光の明度の違いなどにより，隣接面う蝕の有無，亀裂の有無，潜在するホワイトスポットやバンディングの状態を検査する方法である．

シェードガイド
修復物や補綴物の色調選択に用いる色見本である．漂白で用いる際は，VITAPAN classicalシェードガイドを明度順に並べ替えて用いると便利である．明るい順にB1→A1→B2→D2→A2→C1→C2→D4→A3→D3→B3→A3.5→B4→C3→A4→C4．

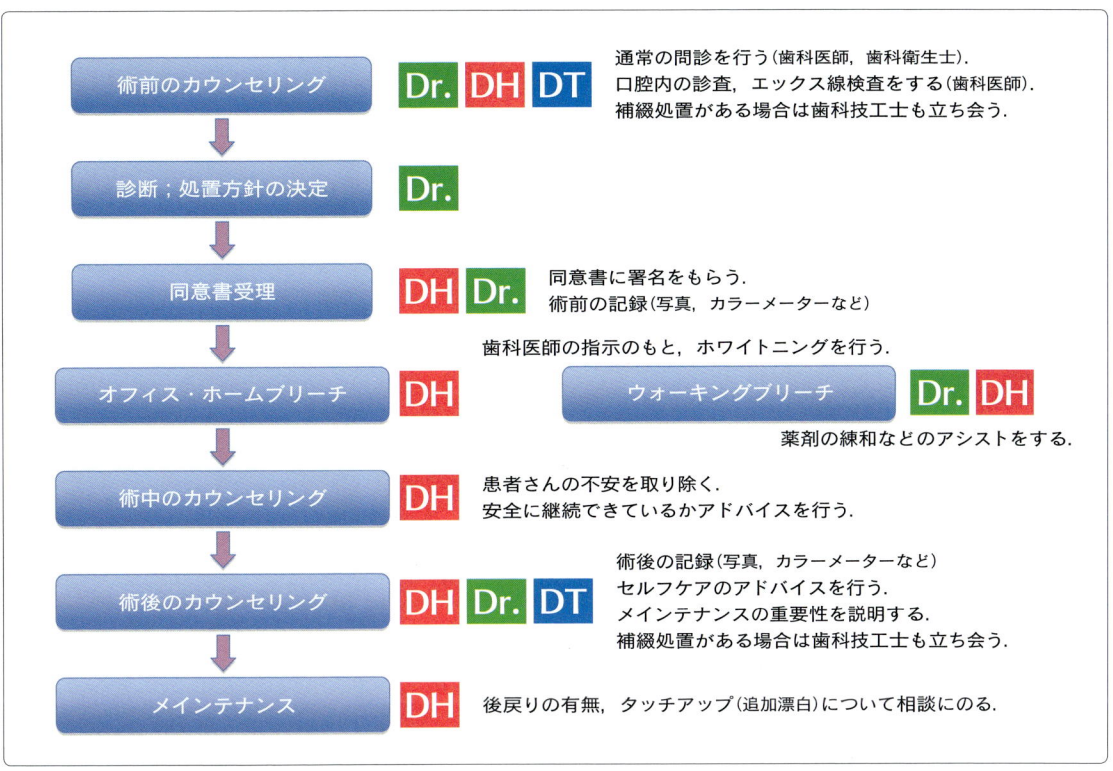

chapter 11　歯の漂白法とポリッシング

図11-4　漂白の流れと歯科衛生士の役割
Dr.＝歯科医師，DH＝歯科衛生士，DT＝歯科技工士

【フロー】
- 術前のカウンセリング（Dr. DH DT）：通常の問診を行う（歯科医師，歯科衛生士）．口腔内の診査，エックス線検査をする（歯科医師）．補綴処置がある場合は歯科技工士も立ち会う．
- 診断；処置方針の決定（Dr.）
- 同意書受理（DH Dr.）：同意書に署名をもらう．術前の記録（写真，カラーメーターなど）
- オフィス・ホームブリーチ（DH）／ウォーキングブリーチ（Dr. DH）：歯科医師の指示のもと，ホワイトニングを行う．薬剤の練和などのアシストをする．
- 術中のカウンセリング（DH）：患者さんの不安を取り除く．安全に継続できているかアドバイスを行う．
- 術後のカウンセリング（DH Dr. DT）：術後の記録（写真，カラーメーターなど）．セルフケアのアドバイスを行う．メインテナンスの重要性を説明する．補綴処置がある場合は歯科技工士も立ち会う．
- メインテナンス（DH）：後戻りの有無，タッチアップ（追加漂白）について相談にのる．

表11-3　オフィスブリーチ剤の成分と照射条件

	松風ハイライト（松風）	ピレーネ（ニッシン）	ティオンオフィス（ジーシー）
主成分	液：35％過酸化水素 粉：基材，増粘剤，酸化剤，促進剤，指示剤	溶液1：6％未満過酸化水素 安定剤，pH調整剤，促進剤，精製水 溶液2：二酸化チタン，増粘剤，精製水	A：35％過酸化水素 B：30％過酸化尿素 窒素ドープ酸化チタン
pH	約4.1	約6.1	約6.5〜
混和後の過酸化水素濃度	35％	3.5％	約23％
照射条件	ハロゲン照射器，LED照射器 未照射でも使用可	波長域380〜420nmを含むハロゲン照射器，LED照射器	ハロゲン照射器，LED照射器

149

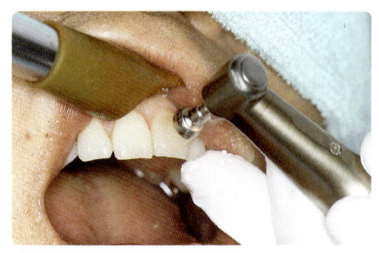

①ブラシコーンのみ，またはフッ化物未配合のペーストでポリッシング

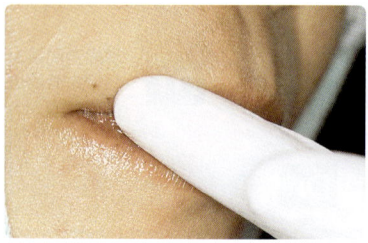

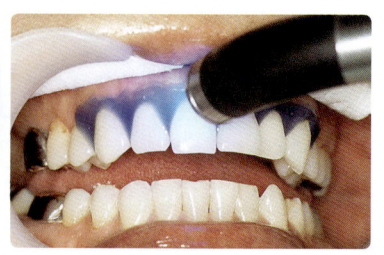

②口唇にワセリンを塗布

③光硬化型レジン系歯肉保護材で辺縁歯肉を保護

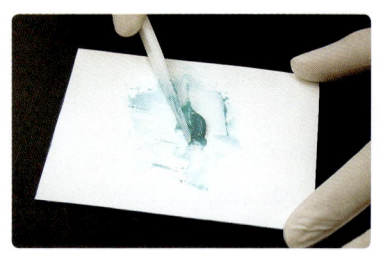

④粉・液を混和

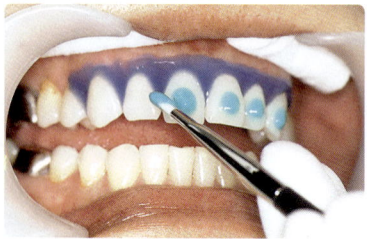

⑤歯面にペーストを塗布

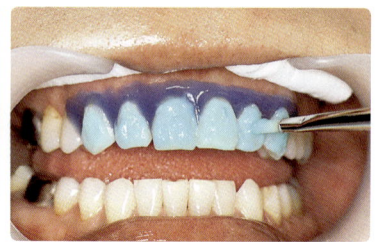

⑥ペーストを均一に伸展

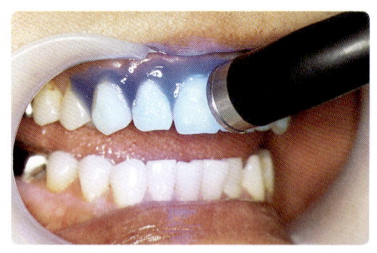

⑦光照射

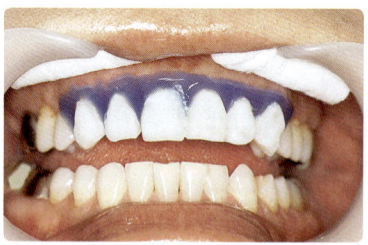

⑧ペーストが白変したのを確認

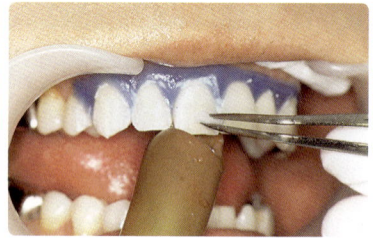

⑨ペーストを除去：④～⑨を3回繰り返した後，水洗

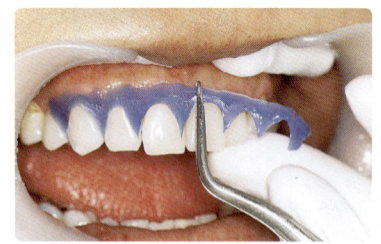

⑩歯肉保護材を除去

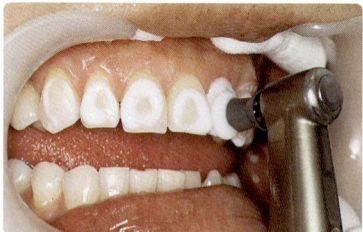

⑪フッ化物配合ペーストでポリッシング

⑫漂白後の注意事項を説明

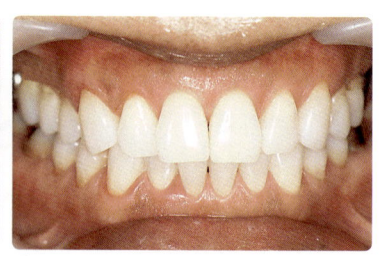

図11-5　オフィスブリーチ法の手順（松風ハイライトの場合）

表11-4　ホームブリーチ剤

	NITEホワイトエクセル（デンツプライ三金）	ハイライトシェードアップ（松風）	オパールエッセンス10%（ウルトラデントジャパン）	ティオンホーム（ジーシー）
主成分	10%過酸化尿素	10%過酸化尿素	10%過酸化尿素	10%過酸化尿素
色	クリア	クリア	クリア	ホワイト
味	ミント	ミント	無味／ミント	ミント
シート	エチレン酢酸ビニル共重合体（EVAシート）	エチレン酢酸ビニル共重合体	エチレン酢酸ビニル共重合体	スチレンイソプレンブロック共重合体

　オフィスブリーチでは，エナメル質表面に塗布したオフィスブリーチ剤に光や熱のエネルギーを加えることによってラジカルが発生し，発生したラジカルが歯質の有機質中の着色物質を分解することで歯の色調が改善されると考えられている．高濃度の過酸化水素のほうがより多くのラジカルの発生が期待できるが，安全性や歯質への為害作用を考慮し，過酸化水素濃度を低くするために光触媒として**酸化チタン**を含有する製品が登場した．

（2）ホームブリーチ法

　2016年1月現在，厚生労働省に承認され市販されているホームブリーチ剤は4製品である．表11-4に製品の主成分および特徴を示す．ホームブリーチには，歯科医院で行う処置と患者さんが自宅で行う処置がある．

＜歯科医院で行う処置＞

①カウンセリングを行う（他の処置と同じ）．
②アルジネート印象材で印象採得をする．
③技工操作：模型を作製し，漂白対象歯唇面に**レザボア**を付与した後，**マウストレー**を作製する（図11-6）．

過酸化尿素
$CO(NH_2)_2・H_2O_2$．ホームブリーチには10%過酸化尿素が用いられ，3.6%過酸化水素と6.4%尿素に分解する．

酸化チタン
組成式はTiO_2の無機化合物で，オフィスブリーチ剤には，光触媒として配合されているものがある．光照射により過酸化水素の分解が開始される．

レザボア
カスタムトレーを作製する際，模型の漂白対象歯の唇面に，即時重合レジンなどでホームブリーチ剤を貯留させるスペースを付与する．これをレザボアという．レザボアの有無は効果に影響しないという報告もある．

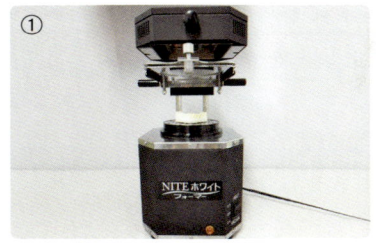

図11-6　マウストレーの作製
①EVAシートをバキュームフォーマーにセットして加熱，②シートの軟化を確認，③模型上に軟化したシートを下し下から吸引，④放冷後，概形線を記入，⑤設計線でトリミング．

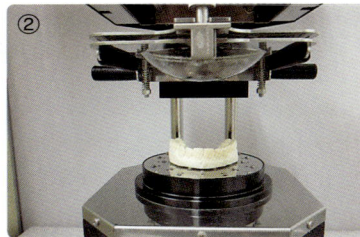

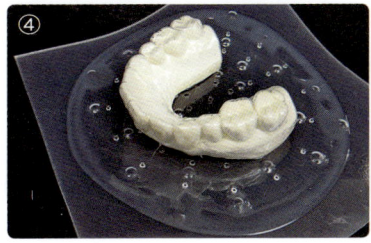

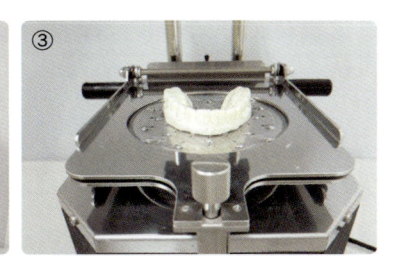

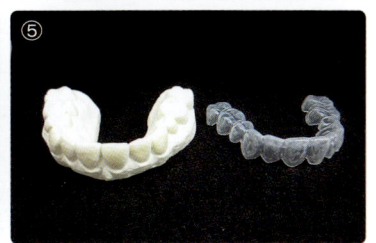

表11-5　ホームブリーチの注意事項

- □薬剤の注入量は必要最低限とし，装着時にはみ出した薬剤はガーゼやティッシュペーパーで拭い取る．
- □トレーを装着したままでの飲食・喫煙は避ける．
- □使用後のマウストレーは，水洗して薬剤を取り除く．トレーの変形の原因となるのでお湯は使用しない．
- □水洗後は，水気を切って専用ケースに載せ，十分に乾燥させる．
- □ホームブリーチ直後は，着色性飲食物(紅茶，コーヒー，赤ワイン，カレーなどの色の濃いもの)および酸性飲食物(柑橘類，炭酸飲料，酢の物など)を控える．
- □痛みや異常を感じた場合は使用を中断し，連絡する．

④マウストレーを患者さんの口腔内に試適する．
⑤薬剤の注入方法とトレーの取り扱いを指導する．
⑥装着時間と漂白中の注意事項についての説明する(表11-5)
⑦漂白前の記録を取る(写真，カラーメーター，シェードガイドなど)
⑧次回来院日を予約する．
⑨1～2週間ごとに来院してもらい，効果の現れ方，知覚過敏症状の有無，指示どおりに継続できているか，不安に感じていることがないかなどについて問診する．効果に満足が得られている場合は，終了し記録を取る．

＜患者さんが自宅で行う処置＞
①マウストレーを装着する前に，歯面を丁寧に清掃する．
②漂白を行う歯に相当するマウストレー内面に，適量(米粒大)のホームブリーチ剤を注入し，歯列に装着する．
③余剰分は，ティッシュペーパーや綿棒で拭う．
④マウストレー装着中は，飲食を避ける．
⑤歯科医師が指示した時間(基本は2時間)経過後，マウストレーを外す．
⑥洗口して歯面に残留したホームブリーチ剤を除去し，マウストレーを十分に水洗し乾燥する．
⑦フッ化物配合ペーストやCPP-ACP配合ペーストを歯面に塗布またはマウストレーを利用して，ブリーチ後の歯面に約10分間作用させる．
⑧少量の水で洗口し，終了する．
⑨終了直後は，着色しやすい飲食物，酸性飲食物の摂取を避ける．
⑩①からの手順を繰り返す．
⑪1～2週間ごとに通院する．

（3）ウォーキングブリーチ法

ウォーキングブリーチ法を用いる漂白は，診断から処置まで歯科医師が行い，歯科衛生士はその補助をする．

マウストレー
マウストレーのマージン部の形態には，歯頸部に沿って作製するスキャロップタイプと直線的にカットするストレートタイプ(トラディショナル，ノンスキャロップともいう)がある．

食品のpH
グレープフルーツ：3.2
オレンジジュース：3.2～
炭酸飲料：2.2～4.0
スポーツ飲料：3.5

CPP-ACP
カゼインホスホペプチド-非結晶性リン酸カルシウム複合体(CPP-ACP)は，牛乳カゼイン由来の成分で，再石灰化，耐酸性効果を期待して用いられる．ただし，牛乳アレルギーの患者には使用することができない．

chapter 11 歯の漂白法とポリッシング

<術前の診査項目>
①エックス線写真検査で確認する事項
・根管充填の良否
・内部吸収の有無
・外部吸収の有無
・歯根破折の有無
②髄腔内の歯質残存量の確認
③透照診による亀裂の確認
④全身的既往の再確認

<術式>
①ラバーダム防湿
②根管口部から2〜3mm根尖方向にガッタパーチャを除去した位置で，露出しているガッタパーチャ部分をグラスアイオノマーセメントなどで裏層する．
③**過ホウ酸ナトリウム**と過酸化水素水を混和し練成充填器などで髄腔内に填塞する．発泡してきたら綿球で軽く圧迫する（図11-7, 8）．
④水硬性セメントとカルボキシレートセメントなどで二重仮封を行う．仮封が外れた場合は，十分に洗口して連絡をするように指導する．
⑤隣在歯の色調と比較して同等かわずかに白めになるまで，薬剤の交換を繰り返す．

過ホウ酸ナトリウム
$NaBO_2・NaBO_3・4H_2O$ ペルオキソホウ酸ナトリウムは，白色粒状の粉末で，洗剤，漂白剤，義歯の洗浄剤にも用いられる．

図11-7 ウォーキングブリーチ法の薬剤（左：過ホウ酸ナトリウム，右：過酸化水素水）

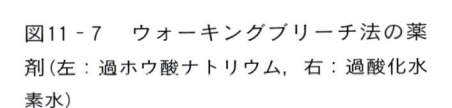

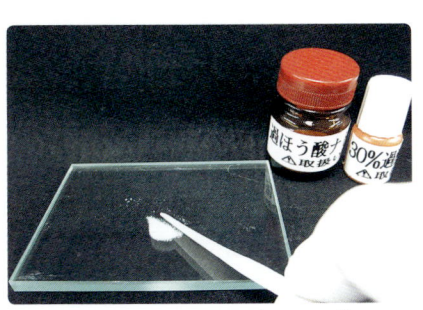

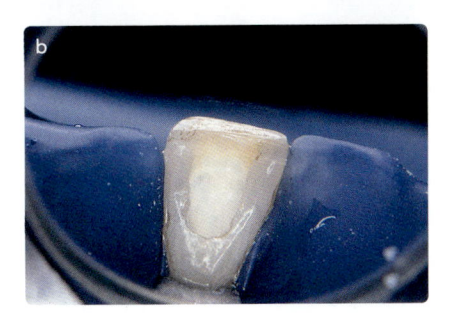

図11-8 ウォーキングブリーチ法
a：30%過酸化水素水は不安定な薬剤で，酸素を放出し水になりやすいため，小瓶に分けて保管するほうがよい．粉液はプラスチックスパチュラで混和する．
b：歯髄腔内に過ホウ酸ナトリウムと過酸化水素水の混和物を充填し，確実に仮封する．

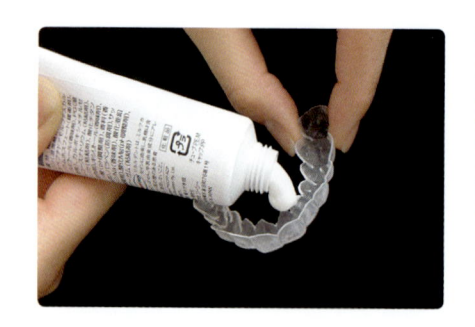

図11-9　知覚過敏症状の対処法
マウストレーにフッ化物配合ジェルや，CPP-ACP配合ペーストなどを注入して装着する．

　⑥希望の色調になったところで，薬剤を洗浄し1～2週間後にコンポジットレジン修復を行う．

5）漂白中の知覚過敏症状

　生活歯の漂白では，**知覚過敏症状**が認められることがある．症状は，通常1日以内に消退する．オフィスホワイトニングの場合，処置直後または2～3時間後に痛みが生じることが多いので，帰宅時に説明が必要である．また，ホームホワイトニングの場合は，いったん中断し，連絡をするように指示する．知覚過敏症状で患者さんから問い合わせがあった場合は，ホワイトニングの時間の短縮や知覚過敏抑制材含有歯磨剤の使用，マウストレーにフッ化物配合ジェルなどを注入して10分ほど装着する方法などを指示する（図11-9）．

・知覚過敏症状の対処法と知覚過敏抑制材の成分：

＜塗布法＞
　歯面に直接薬剤を塗布する方法で硝酸カリウム，シュウ酸を主成分とする製品が用いられる．

＜トレーまたは簡易トレー法＞
　ホームブリーチのマウストレーや，ディスポーザブルの簡易トレーを用いる方法で，フッ化ナトリウム，硝酸カリウム，CPP-ACP配合のペーストを用いる．

＜歯磨剤＞
　硝酸カリウムや乳酸アルミニウム配合の歯磨剤を推奨する．

6）漂白後のメインテナンス

　漂白効果は，永久的ではなく後戻り（再着色）が起こる．後戻りまでの期間は，個人の食生活を含めた生活習慣や歯の表面性状などによって異なる．セルフケアには，ステイン沈着予防効果や再石灰化促進作用のあるペーストの使用や約半年に1回のメインテナンスを勧める（図11-10）．メインテナンス時に患者の希望により追加漂白（タッチアップホワイトニング）を行う場合もある．

象牙質知覚過敏症
⇒ p.16参照

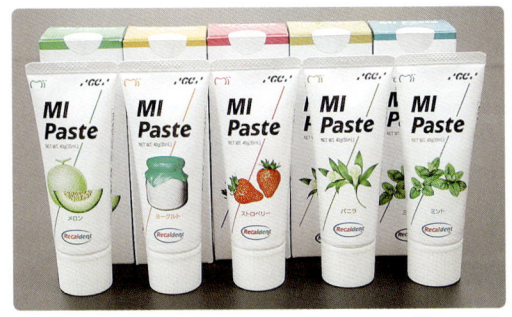

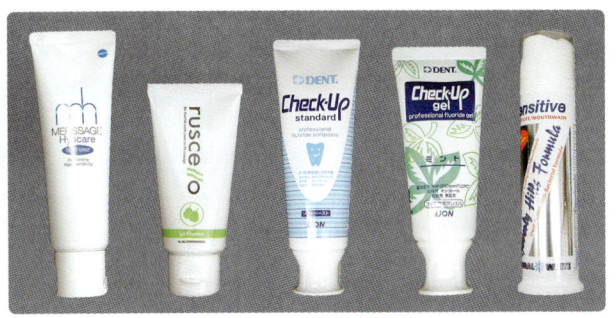

chapter 11 歯の漂白法とポリッシング

図11-10 漂白中・漂白後のセルフケア製品の例

11-2　漂白処置とポリッシング（図11-11）

1）漂白前のポリッシング

漂白前には，全顎的なスケーリングおよびポリッシングを行い，プラーク，歯石，歯面に沈着した着色物を除去する．術前のポリッシングは，外因性の着色の除去と漂白効果を高めることを目的としている．

（1）超音波スケーラーを使用する際の留意点

超音波スケーラーは，25,000～40,000回／秒の振動を与えることによって歯石を粉砕し除去する．必ず注水下で用い，圧を加えないように注意する．心臓ペースメーカー使用者，知覚過敏歯は使用禁忌で，補綴物やインプラントには，専用プラスチックチップを用いる．心臓ペースメーカー使用者の機械的歯面清掃には**エアースケーラー**を用いる．

（2）歯面清掃器

炭酸水素ナトリウムなどのパウダーを空気圧で吹きつけることによって歯面に沈着した着色物を除去する機器である．パウダーが飛散するため，患者さんの顔面の保護と十分なバキュームが必須である．歯肉辺縁や粘膜を傷つけないよう，歯肉側から切縁方向に噴射する．呼吸器疾患や塩分摂取制限のある方は，禁忌である．また，補綴物に噴射しないように注意する．

（3）ポリッシングペースト

超音波スケーラー，歯面清掃器で歯石や着色を除去した後は，必ずポリッシングペーストと専用器具を用いポリッシングを行って歯面を滑沢に

エアースケーラー
超音波スケーラーと同様に，歯肉縁上歯石の除去に用いられる．振動数は超音波スケーラーの10分の1で，約2,500～5,000回転／秒である．

炭酸水素ナトリウム
重炭酸ナトリウム，重炭酸ソーダともいわれる．常温で白色の粉末である．

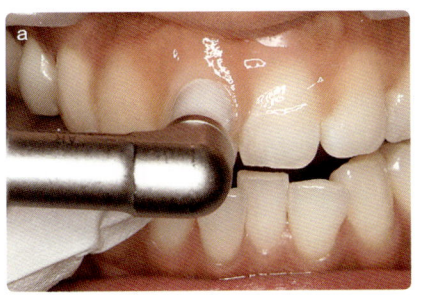

図11-11　ポリッシング

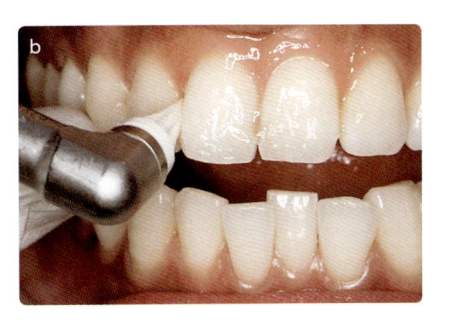

155

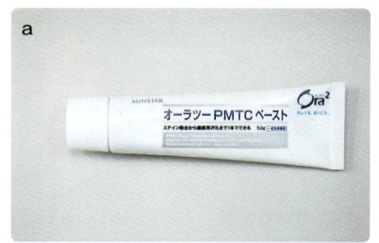

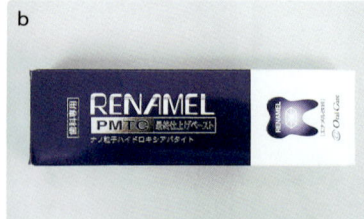

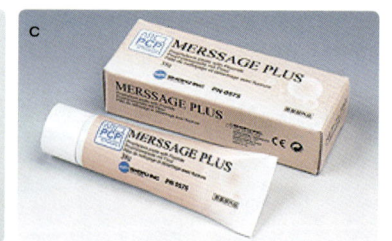

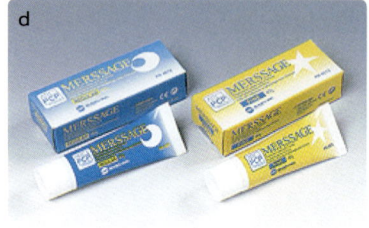

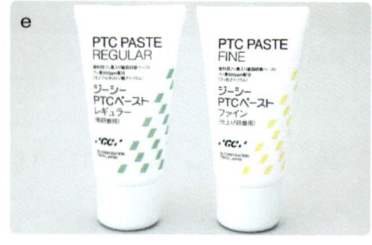

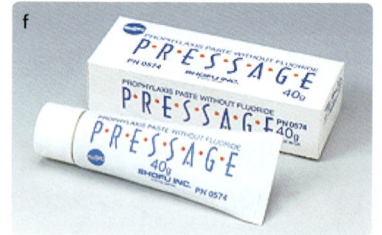

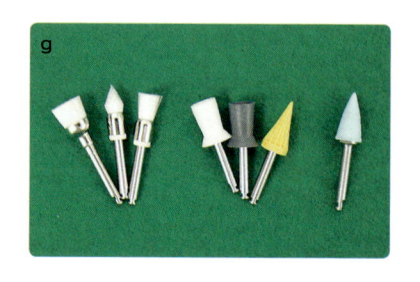

図11-12 各種ポリッシングペーストと器材

仕上げる．ポリッシングペーストは，粒子の粗さ，フッ化物の種類や配合の有無，香りなどが異なる多様な製品が市販されている．歯面の着色が顕著な場合は，粒子の粗いポリッシングペーストから使用し，粒子の細かいペーストで仕上げる．ペーストの象牙質に対する研削性は **RDA 値**で示される．着色が軽度の場合は，最初から細かい粒子のペーストを用いる．オフィスブリーチを行う当日は，フッ化物配合のペーストの使用は避ける．着色除去のためのポリッシングは，前日までに行うのが望ましい（図11-12）．

2）漂白後のポリッシング

オフィスホワイトニングのポリッシングは，直後の着色防止と知覚過敏症状の予防が目的で行われる．ペーストは仕上げ研磨用で，フッ化物などが配合されたペーストを選択する．ホームホワイトニングの経過観察時も仕上げ研磨用を用いる．

RDA
Radioactive Dentin Abrasion の略で，象牙質の研削量を数値で現わした指標で，粒子の大きさ，硬さ，形状が数値に影響する．RDA 値が高いペーストを用いた場合は，順番に小さい値のペーストを用いて仕上げることになる．

chapter 11　歯の漂白法とポリッシング

参考文献

1）日本歯科審美学会（監修），ホワイトニングコーディネーター委員会（編）．コーディネーターのためのホワイトニングマニュアル．東京：口腔保健協会，2009．

2）金子　潤，北原信也，宮崎真至（編著）．ホワイトニング．東京：医歯薬出版，2011．

3）宮崎真至（コーディネーター）．MI コンセプトに基づく審美歯科治療．京都：永末書店，2011．

4）松尾　通（監修），永瀬香奈．歯科衛生士が提供する歯の美と健康．東京：ヒョーロン，2004．

5）久光　久（監修），東光照夫，古川匡恵．ホワイトニングに強くなる本．東京：クインテッセンス出版，2011．

6）久光　久，東光照夫．漂白の理論と臨床テクニック─オフィスブリーチとホームブリーチ─．東京：クインテッセンス出版，2004．

7）福島正義，岩久正明．永久歯テトラサイクリン変色歯の疫学．歯科審美 2002；14（2）：210‐214．

8）福島正義，岩久正明．変色歯患者の心理　変色歯が依頼の初診時アンケート調査から．歯科審美2001；13（2）：232‐235．

9）岩波 理化学事典 第5版．東京：岩波書店，1998．

10）田上順次，千田　彰，奈良陽一郎，桃井保子（監修）．第四版 保存修復学21．京都：永末書店，2011．

11）日本歯科保存学会（編）．保存修復学専門用語集．東京：医歯薬出版，2009．

復習しよう！

1　上顎の印象採得中の嘔吐反射への対応で正しいのはどれか（'09）．

a　口呼吸をさせる．
b　頭部を前屈させる．
c　表面麻酔を行う．
d　舌を突き出させる．

2　生活歯の漂白に使用するのはどれか．2つ選べ（'05）．

a　過塩素酸
b　過酸化水素水
c　過酸化尿素
d　過酸化ベンゾイル

3　歯の変色の原因を2つ選べ（'99改）．

a　アンモニア銀の使用
b　う蝕検知液の使用
c　スミヤー層の除去不足
d　歯髄の壊死組織

4　ポリッシングで除去するのはどれか．

a　タールによる着色
b　テトラサイクリンによる変色
c　う蝕による黒変
d　アマルガムによる黒変

＜解答＞
1：b
2：b，c
3：a，d
4：a

索　引

ア

α石膏	106
α‐リン酸三カルシウム（α-TCP）	56
IPC法	49, 53
RDA	156
アイボリー型リテーナー	45
アイボリーのセパレーター	44
アブフラクション	16
アマルガム修復	68, 94
アルジネート印象材	100, 102
アンダーカット部	120

イ

EBAセメント	136
EPT	35
Er:YAGレーザー	40, 70
インジェクションタイプ印象材	103
インターベンション	14
インバーテッドコーン	39
インピーダンス測定検査	35
インフォームドコンセント	127
インレー修復	69, 96
インレー用金属	112
医療面接	31
異常結節	19
異常歯根	20
一次硬化	78
色合わせ	115
色見本	115
印象採得	100

ウ

ウェッジ	43, 89
ウォーキングブリーチ法	147, 152
う蝕	20
──円錐	25, 26
──原性細菌	20
──検知液	27, 35, 53, 54, 89, 98
──の好発部位	24
──の進み方	25
──の分類	22
──のリスクファクター	20
内開き型	65

エ

AIPC	54
ADAシステム	36
ART	79
ASPAセメント	133
HY剤	55
MI	14, 40
──のFDI statement	14
MMA系レジンセメント	135
MMA-TBB-O系レジン	134
MTA	51, 53
Nd:YAGレーザー	40, 70
エアアブレイシブ	40
エアースケーラー	155
エアタービン	38, 39
エックス線検査	35
エッチング	86
エナメル質う蝕	25
エナメル質形成不全	147
エナメル質壁	62
エナメル滴（エナメル真珠）	20
エリオットのセパレーター	44
遠心鋳造器	111

オ

オートマチックマレット	137
オートマトリックス	46
オーバーカントゥア	73, 127
オーバーフィリング	71
オキシガード	116
オフィスブリーチ	146, 148
オペーク色	127
温度診	35

カ

カーバイドバー	140
カーボランダムポイント	40, 91, 140
ガイドグループ	127
ガルバニー疼痛	73
カントゥア	73
化学重合型	136
加圧（押し込み）法	117
加熱処理	121
可逆性歯髄炎	49, 52, 54
仮封	51, 54, 57, 105, 115
架橋	78
家族歴	31, 33
過酸化水素	147
過酸化尿素	151
過剰填塞	71
過ホウ酸ナトリウム	153
窩縁	62
──隅角	63, 66
──形態	66
──斜面	62, 66
窩底	62
窩洞	60
──形成	80, 98
──の外形	63
──の分類	60
窩壁	62
外側性窩洞	62
隔壁法	44
寒天アルジネート連合印象	102
──法	104
寒天印象材	100
寒天印象用コンディショナー	102
間接覆髄	52
──法	49
感水	76
──性	134
緩徐分離	44
環状（輪状）う蝕	22
鑑別診断	33

キ

CAD/CAM法	117
QOL	13

INDEX

キャスタブルセラミック法	117	コンポジット系レジンセメント	135	仕上げ研磨	113, 138
キャリコバフ	144	コンポジットレジン	82	自浄作用	24, 64
キレート結合	133	——インレー	119	視診	34
技工指示書	106	——修復	67, 82	歯科用インレーワックス	110
既往歴	31, 33	——直接法	124, 127	歯科用石膏	106
基本的保持形態	65	咬合採得	105	歯科用レーザー	40, 70
急性う蝕	23	咬合紙	91	歯間分離法	43
巨大歯	19	——ホルダー	91	歯冠豊隆度	73
頰面窩洞	61	咬合調整	107	歯頸部窩洞	61
局所麻酔	41, 98	咬合面窩洞	61	歯根部う蝕	28
金銀パラジウム合金	112	咬耗症	18	歯髄電気診	35
金合金	112	高周波メス	43	歯内歯	20
金属アレルギー	97	硬石膏	106	歯肉排除	42, 99
金箔充填	68	根面う蝕	28	——用綿糸	99
銀合金	112	根面窩洞	61	歯面コーティング	146
				歯面清掃器	155
ク		**サ**		色調選択	80, 88
クラウンセッター	137	サービカルマトリックス	46	斜面隅角	63
クラウンフォーム	46	サンドブラスト処理	115	手用切削器具	38
グラスアイオノマーセメント	76, 133	作業模型	109	主訴	30, 31
——の硬化	79	再発性う蝕	23	重合	83
グラスポリアルケノエートセメント		最終硬化	78	修復象牙質	28, 48
	133	三大好発部位（う蝕の）	25	修復物の破折	71
クランプ	42, 43	三大不潔域	64	従来型グラスアイオノマーセメント	
——ホーセップス	41	酸化チタン	151		77
グレージング	122	酸蝕症	18	縮重合型シリコーン印象材	100
クレオイド	38	酸素遮断剤	138	純チタン	112
くさび	44	暫間インレー	105	初期う蝕	25
——状欠損	17	暫間的間接覆髄法	49, 53	初期硬化	78
——状咬頭	72			小窩裂溝う蝕	26
隅角	63	**シ**		小窩裂溝窩洞	61
		CO	24	焼成法	117, 125
ケ		CO₂レーザー	40, 70	食片圧入	72
削り出し法	117	CPP-ACP	152	触診	35
研磨	113, 139	Zsigmondy Palmer システム	36	唇面窩洞	61
——用ストリップス	91	シェードガイド	115, 148	侵蝕症	18, 126
現病歴	30, 31, 33	シェードテイキング	80, 88, 115, 127		
		シャンファー形態	128	**ス**	
コ		シランカップリング剤	128	スーパースナップ	143
コバルトクロム合金	112	シランカップリング処理	135	スキン（チャモイス）ホイール	144
コミュニケーション	30	シリコーン印象材	103	ステイン	122
ゴム質印象材	100	シリコーンポイント	91, 113, 141	スチールストリップス	91
コンタクトゲージ	107	シリコーンラバー連合印象法	104	ステファンカーブ	21
コンディショナー	135	ジンジバルマージントリーマー	38	ストッピング	105
コントラクションギャップ	90, 119	ジンパッカー	42, 99	ストレートフィッシャー	39

159

索　引

スプーンエキスカベーター	38, 48
スメアー層	86
スライス面	62
水硬性セメント	58
水酸化カルシウム製剤	51
髄下壁	62

セ

セクショナルマトリックス	46
セメント質う蝕	28
セメント修復	68
セラミックインレー修復	69, 113
セルフアドヒーシブルーティングセメント	136
セルフエッチングプライマーシステム	67
セルフプライミングアドヒーシブシステム	67
セルロイドストリップス	89
積層1回印象法	102
積層2回印象法	103
積層(連合)印象法	102
切縁(端)窩洞	61
舌面窩洞	61
接着アマルガム修復	68
接着性モノマー	135
接着性レジンセメント	127, 130, 134
先天性ポルフィリン尿症	19
穿下性(下掘れ)う蝕	22
穿通性う蝕	22
線角	63

ソ

象牙質・歯髄複合体	12, 48
象牙質う蝕	26
象牙質形成不全	147
象牙質知覚過敏症	16, 154
象牙質壁	62
象牙(質)粒	20
即時排除	42
側壁	62
外開き型	65

タ

ターナー歯	20, 125
ダイヤモンド切削具	40
ダイヤモンドポイント	89, 140
ダイヤモンドポリッシャー	142
ダウエルピン	110
タッチアップホワイトニング	154
打診	35
対合歯の印象採得	104
第三象牙質	28, 48
脱灰	20
炭酸水素ナトリウム	155
単純窩洞	61
単層(単一)印象法	102

チ

チゼル	38
知覚過敏抑制剤	70
鋳造	111
──法	117
超硬石膏	106
超微粒子のダイヤモンドポイント	140
直接覆髄	49
──法	49

テ

dentin/pulp complex	12
DMF	37
──指数	37
DMFS 指数	37
DMFT 指数	37
TBB-O	135
TEGDMA	135
ディスコイド	38
テーパードフィッシャー	39
テトラサイクリン変色歯	19, 146
デュアルキュア型	135
──レジンセメント	138
デュアルブリーチ	146
デンティンブリッジ	51
抵抗形態	14, 65
点角	63

ト

Two-digit システム	36
トッフルマイヤー型リテーナー	45
トンネル修復	79
透照診(透照検査)	148
動水力学説	16

ナ

ならい加工法	117
内側性窩洞	62

ニ

ニッケルクロム合金	112
二次う蝕	23, 70
二次硬化	78

ハ

バーニッシャー	144
バーニッシュ	56
バイアングルチゼル	38
バイオフィルム感染症	20
ハイブリッドコンポジットレジン	97
ハイブリッド層	86
ハッチンソン歯	20, 125
ハンドピース	39
歯の形成不全	20
歯の色調測定	148
歯の着色	19
歯の破折	17
歯の漂白法	146
箱型	65
斑状歯	20, 125

ヒ

bis-GMA	135
非侵襲性歯髄覆罩法	54
非侵襲的修復技法	79
被蓋硬組織	51
微少漏洩	70
微粒子のダイヤモンドポイント	140
光重合型コンポジットレジンの硬化	83
光照射器	91
表層下脱灰病変	25
漂白処置	155

フ

Black, Davis による分類	60
Furrer の分類	27

フィニッシングバー	140
フィニッシングポイント	94
フィラー	82
フェザータッチ	48
フェリアーのセパレーター	44
フェルトホイール	144
プライマー	135
プライミング	86
ブラキシズム	18
プラスチックストリップス	143
プランジャーカスプ	72
フリクショングリップ	40, 139
フルニエ歯	20
プレウェッジ法	43
フロアブルコンポジットレジン	83
ブロックアウト	120
ブロットドライ	67
プロフェッショナルケア	74
不可逆性歯髄炎	50
不潔域	24, 64
付加重合型シリコーン印象材	101
普通石膏	106
複雑窩洞	61
覆髄剤	51, 54
分離材の塗布	120

ヘ

β石膏	106
Beilbey 層	139
HEMA	87
ベース	56
——レジン	82
ペーパーコーン	141
ベベル	62
平滑面う蝕	26
平滑面窩洞	61
(辺縁性)二次う蝕	23
便宜形態	66

ホ

ポーセレンインレー修復	69, 113
ポーセレンラミネートベニア修復	125, 127
ホームブリーチ	146, 151
ポリアクリル酸	77

ポリエーテルラバー印象材	101
ポリエステルストリップス	46
ポリカルボキシレートセメント	130, 132
ポリサルファイド(チオコール)ラバー印象材	101
ポリッシング	155
——ペースト	155
ホワイトニング	146
ホワイト(アランダム)ポイント	40
ホワイトポイント	91, 140, 141
ボンディング	86
——システム	87
保持形態	14, 65
補助的保持形態	65
補綴象牙質	28

マ

マイクロモーター	38, 39
マウストレー	151
マトリックスバンド	45
マトリックスレジン	82
摩耗症	18, 126
埋没	110
慢性う蝕	23

ミ

ミニマルインターベンション	14
ミリング法	117, 125
味覚異常	73

ム

無カタラーゼ症	147

メ

メタルインレー	97, 109
——修復	69, 97
免疫域	64

モ

モディファイヤーペースト	128
問診	31

ユ

UDMA	135

有病者	33

ヨ

4-META	135
予防拡大	14, 64

ラ

ライニング	56
ラウンド	39
ラバーシート	42
ラバーダム	41
——パンチ	42
——フレーム	42
ラポール	30
ラミネートベニア修復	124
ランパントカリエス	23

リ

リコール	73
リン酸亜鉛セメント	130
リン酸エステル系モノマー	135
裏層	51, 54, 56
隣接面窩洞	61
臨界 pH	20

レ

レーザー	40, 70
——蛍光法	36
レザボア	151
レジン系仮封材	58
レジンコーティング	56
レジン充填器	90
レジン添加型グラスアイオノマーセメント	77, 130, 134
レジンラミネートベニア法	124, 127

ロ

ろう型	109
露髄	49

ワ

1ステップシステム	87
ワックスアップ	109
ワックスパターン	109
矮小歯	19, 125

編者略歴

片山　直(Tadashi Katayama)
1976年　城西歯科大学(現・明海大学歯学部)卒業
1998年　明海大学歯学部教授(保存修復学分野)

小松正志(Masashi Komatsu)
1973年　東北大学歯学部卒業
2001年　東北大学歯学部教授(歯科保存学分野)
2012年　東北大学名誉教授

松尾敬志(Takashi Matsuo)
1980年　大阪大学歯学部卒業
1996年　徳島大学歯学部教授(歯科保存学分野)

クインテッセンス出版の書籍・雑誌は，歯学書専用通販サイト『歯学書.COM』にてご購入いただけます．

PCからのアクセスは…
歯学書　検索

携帯電話からのアクセスは…
QRコードからモバイルサイトへ

QUINTESSENCE PUBLISHING 日本

新・歯科衛生士教育マニュアル
保存修復

2012年9月10日　第1版第1刷発行
2020年2月15日　第1版第4刷発行

編　　者	片山　直 / 小松正志 / 松尾敬志
発 行 人	北峯康充
発 行 所	クインテッセンス出版株式会社 東京都文京区本郷3丁目2番6号　〒113-0033 クイントハウスビル　電話(03)5842-2270(代表) 　　　　　　　　　　　　 (03)5842-2272(営業部) 　　　　　　　　　　　　 (03)5842-2279(編集部) web page address　https://www.quint-j.co.jp/
印刷・製本	サン美術印刷株式会社

©2012　クインテッセンス出版株式会社　　　　禁無断転載・複写
Printed in Japan　　　　　　　　　　　　　　落丁本・乱丁本はお取り替えします
ISBN978-4-7812-0277-8　C3047　　　　　　定価は表紙に表示してあります